AF358433

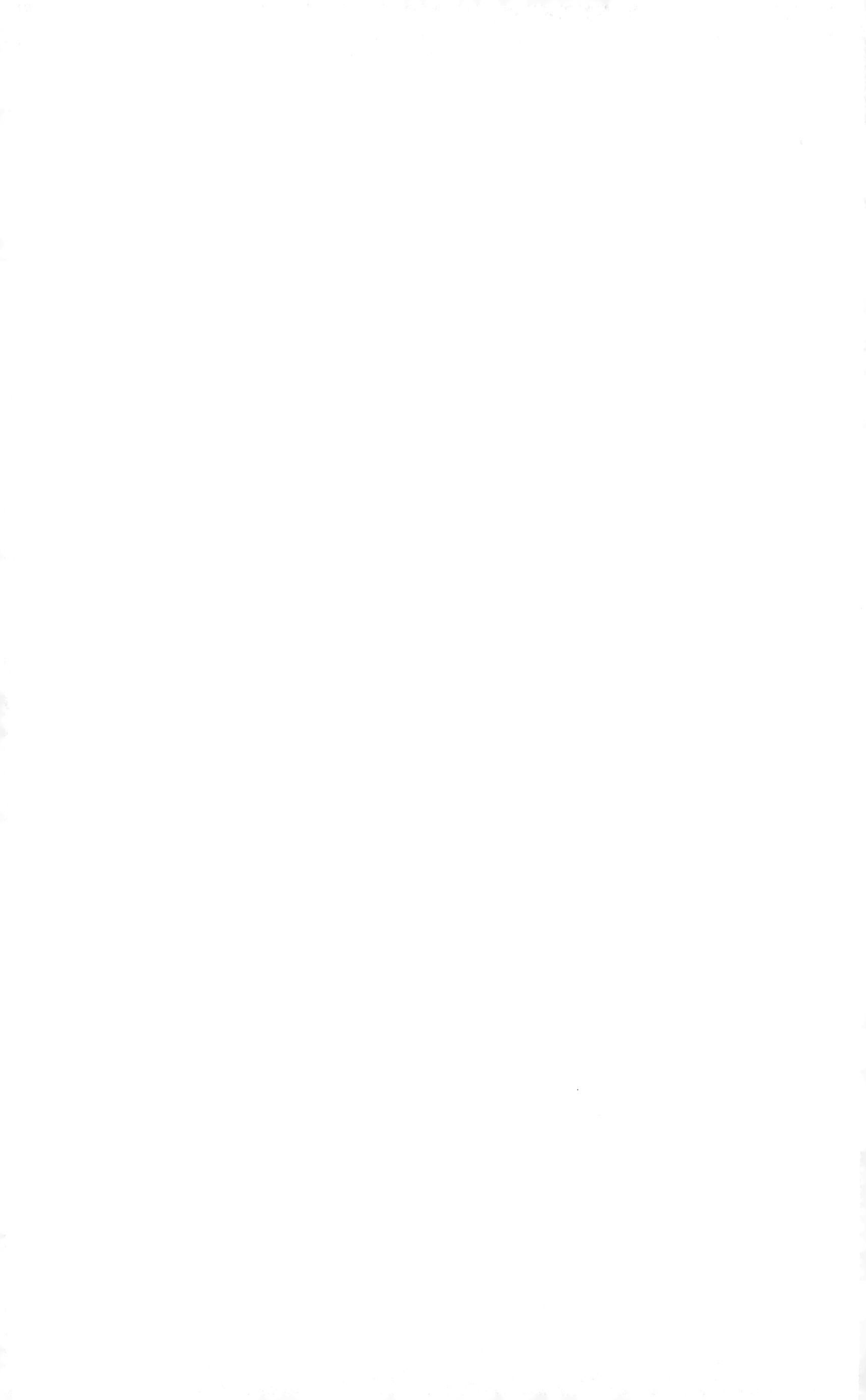

REFLEXIONS
SUR L'USAGE
DE L'OPIUM,
DES CALMANTS,
ET DES NARCOTIQUES,

Pour la guerison des Maladies.

En forme de Lettre.

ΟΣΑ (τῶν Φαρμάκων) ὀδύνης ἑίνεκα
ἀκινδυνά ἐστιν ἅπαντα προσφέρειν, αλλα
κατὰ τὰ γεγραμμενά προσφερειν.

Ἱππόκρατ. περὶ παθῶν.

*Quæcunque (Pharmaca) doloris gratiã, ea
omnia sine periculo semper exibentur,
si juxta præscriptum exibueris.*

Hippoc. de affectionibus art. 33.

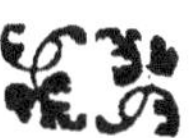

A PARIS,

Chez GUILLAUME CAVELIER fils.
ruë saint Jacques, près la Fontaine
saint Severin, au Lys d'or.

MDCC.XXVI.

Rudis fit oportet, & parùm com-
pertam habeat opii vim, qui idem
fopori conciliando, demulcendis dolo-
ribus & diarrheæ fiftendæ applicare
tantum novit; cum ad alia plurima,
gladii inftar Delphici, accommodari
poffit, & præftantiffimum fit remedium
cardiacum, unicum penè dixerim,
quod in rerum naturâ hattenùs eft
repertum. [Sydenham de dyfenteriâ.
Chap. 3. pag. 164.

*Approbation de Monsieur Andry,
Conseiller, Lecteur & Professeur
Royal, Docteur Regent de la
Faculté de Medecine de Paris,
Doyen de la même Faculté,
Censeur Royal des Livres.*

J'AY examiné par l'ordre de
Monseigneur le Garde des
Sceaux, ce Manuscrit intitulé,
*Reflexions sur l'usage de l'Opium,
des Calmants & des Narcotiques
pour la guerison des maladies :*
C'est un ouvrage qui me paroît
véritablement digne de l'im-
pression. Fait à Paris, ce 9.
Septembre 1725,

ANDRY.

LOUIS par la grace de Dieu Roy de France & de Navarre: A nos amez & feaux Conseillers les Gens tenans nos Cours de Parlements, Maîtres des Requêtes ordinaires de notre Hôtel, Grand Conseil, Prevôt de Paris, Baillifs, Senéchaux, leurs Lieutenants Civils, & autres nos Justiciers qu'il appartiendra, SALUT. Notre bien amé GUILLAUME CAVELIER fils, Libraire à Paris, Nous ayant fait supplier de luy accorder Nos Lettres de Permission pour l'Impression d'un Livre intitulé, *Reflexions sur l'usage de l'Opium, des Calmants & des Narcotiques, pour la guerison des Maladies*, offrant pour cet effet de le faire imprimer en bon papier & en beaux caracteres, suivant la feüille imprimée & attachée pour modele sous le contrescel des Presentes; Nous avons permis & permettons par ces Presentes audit Cavelier fils, de faire imprimer ledit Livre en un ou plusieurs Volumes,

conjointement ou feparément , &
autant de fois que bon luy femblera,
fur papier & caracteres conformes à
ladite feüille imprimée & attachée
fous le contrefcel des Prefentes , &
de le faire vendre & débiter par tout
notre Royaume pendant le temps de
trois années confecutives, à compter
du jour de la date des Prefentes ;
Faifons défenfes à tous Libraires :
Imprimeurs & autres perfonnes de
quelque qualité & condition qu'elles
foient, d'en introduire d'impreffion
étrangere dans aucun lieu de notre
obéïffance ; à la charge que ces Prefentes feront regiftrées tout au long
fur le Regiftre de la Communauté des
Libraires & Imprimeurs de Paris, &
ce dans trois mois de la date d'icelles ;
que l'impreffion de ce Livre fera faite
dans notre Royaume & non ailleurs,
& que l'Impétrant fe conformera en
tout aux Reglemens de la Librairie,
& notamment à celuy du dixiéme Avril
mil fept cens vingt-cinq : & qu'avant
que de l'expofer en vente le manuf-
crit ou imprimé qui aura fervi de copie
à l'Impreffion dudit Livre, fera remis
dans le même état où l'Approbaton

y aura été donnée, ès mains de notre très cher & feal Chevalier Garde des Sceaux de France le Sieur Fleuriau d'Armenonville, Commandeur de nos Ordres, & qu'il en sera ensuite remis deux Exemplaires dans notre Biblioteque publique, un dans celle de notre Château du Louvre, & un dans celle de notre très-cher & feal Chevalier Garde des *Sceaux de France*, le Sieur Fleuriau d'Armenonville, Commandeur de nos Ordres : le tout à peine de nullité des Presentes ; du contenu desquelles vous mandons & enjoignons de faire joüir l'Exposant ou ses ayans cause, pleinement & paisiblement, sans souffrir qu'il leur soit fait aucun trouble ou empêchement. Voulons qu'à la copie desdites Presentes qui sera imprimée tout au long, au commencement ou à la fin dudit Livre, foy soit ajoutée comme à l'original. Commandons au premier notre Huissier ou Sergent de faire pour l'execution d'icelles tous Actes requis & necessaires, sans demander autre permission, & nonobstant clameur de Haro, Charte Normande, & Lettres à ce contraires : Car tel est notre plaisir. DONNE'ES à Paris le huitiéme jour de Novembre, l'an de grace mil sept cens vingt-cinq, & de notre Regne le onziéme. Par le Roy en son Conseil, CARPOT.

Registré sur le Registre VIe. de la Chambre Royale des Libraires & Imprimeurs de Paris, Nº. 310. fol. 250. conformément aux anciens Reglemens, confirmez par celuy du 28. Fevrier 1723. A Paris, le neuf Novembre mil sept cens vingt-cinq.

BRUNET, *Syndic.*

REFLEXIONS

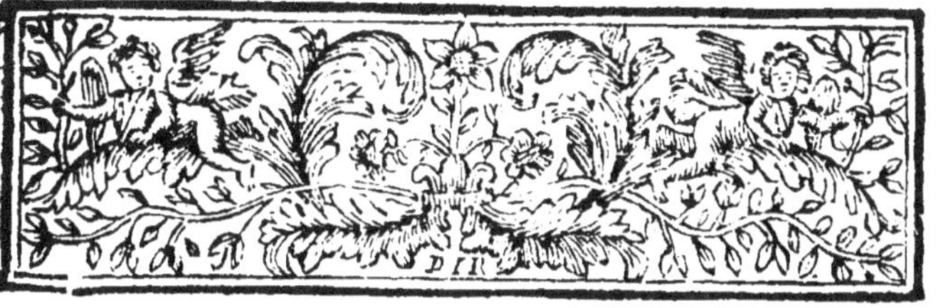

REFLEXIONS
SUR L'USAGE
DE L'OPIUM,

Des Calmants, & des Narcotiques,
pour la guérison des maladies.

En forme de Lettre.

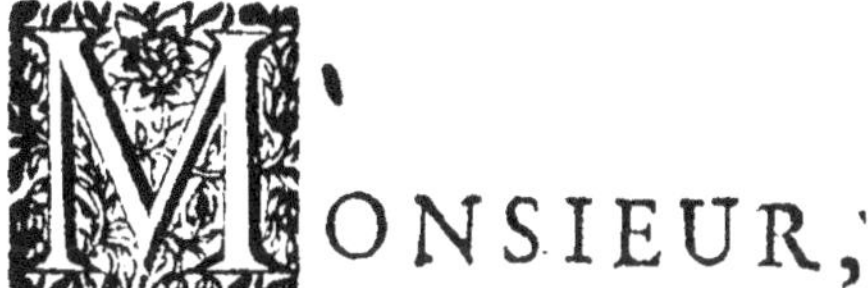

ONSIEUR,

Vous me croyez engagé en-
vers le Public, parce que j'ay dit
dans ma Réponse * aux Objec-   * P. 29.
tions faites contre le Livre des
Observations, *que ces idées sur la*
maniere d'operer des Narcotiques,

A

meneroient à d'autres avantages
pour eux, & plus étendus dans la
pratique de Medecine : Et là dessus
me jugeant tenu de ma parole,
vous exigez, Monsieur, que
je l'acquitte. Souffrez cependant
que je pense que le Public ne se
seroit de long-temps apperçû de
l'inexecution de cette prétenduë
promesse ; car quoique j'eusse à
luy communiquer avec la liberté
permise parmi les gens de Lettres, ce ne pouvoit jamais estre
rien d'assez interessant pour se
faire regretter : demeurerai-je
des années en retard, ou même dans un parfait silence ;
mais vous m'en faites un devoir,
Monsieur, & par là vous m'ai-
derez à porter une partie du
poids que vous m'imposez, ou
du blâme auquel je m'expose ;
parce que sous vos auspices, je
vais penser d'une maniere un peu
contraire à des idées & à des
usages autorisez dans la Medeci-

ne d'aujourd'huy, où plus que jamais l'on a assujetti l'art de guerir à des notions materielles,
basses & grossieres.

Vous avez peine, MONSIEUR,
à concevoir quels seroient ces
avantages que pouroient avoir
les *Narcotiques* pour la guérison
des maladies, eux qui font la
terreur de tant de Medecins, &
l'horreur de la plûpart des Malades; & ces avantages me paroissent à moy, MONSIEUR,
ceux-là même qui sont souhaitez
pour la solution du fameux Problême dans la pratique de Medecine, proposé par l'un des plus
celebres & des plus éclairez Medecins du siecle passé. C'est le
sçavant Mr. *Pitcarne*, si habile
dans l'étude de l'œconomie naturelle du corps humain, lequel
tout occupé pendant sa vie, qui
fut helas trop courte! de la meilleure maniere de faire la Medecine, ou de guerir parfaitement

les maladies, avoit enfin borné
ſes vœux à un ſeul remede, dans
lequel il demandoit une vertu
ſinguliere & generale pour les
terminer toutes. C'étoit une
notion de *Panacée* qu'il s'étoit
faite, & dans laquelle étoit renfermé, ſelon luy, un moyen ſûr
de gueriſon, parce qu'un ſemblable remede auroit éteint ou
fait ceſſer la cauſe d'une maladie, ſans attirer après ſoy l'inconvenient, de ceux qui paſſent
pour les meilleurs, & qui ne
réuſſiſſent cependant, qu'en faiſant ſuccéder la tempête & le
trouble à la bonace; tant ils
apportent certainement de tu-
multe & d'agitation! Le comble
donc des vœux de ce grand
Medecin, étoit qu'il ſe trouvât
un remede, lequel redreſſant le
ſang dans ſa circulation: & le
contenant, ou ſes ſucs dans leurs
bornes, prévint en luy ou cal-
mât en même temps ſes gonfle-

mens, les *rarescences*, ou les sou-
levemens qu'il contracte, par
l'usage des remedes les plus autorisez. Voicy ce Problême &
ce vœu.

PROBLEMA. (a)

*Dato quovis morbo remedium
ipsi proportionatum invenire.*

Sive.

*In omni morbo ex indicante indi-
catum invenire, inventumque
adhibere.*

DESIDERATUM

*Medicamentum quod statim
tollat sanguinis rarescentiam,
& motum imminuat nullo fere
symptomate subsequente.* (b)

Ce point de vûë, Monsieur,
s'il n'est point séduisant, est bien
flateur, & annonce de grands
avantages dans un tel remede;
car outre qu'il abbregeroit les
maladies, il épargneroit encore bien des langueurs, & de

(a) Pit-
carnii ele-
menta
Medeci-
næ, &c.

(b) Ibid.
lib. 11.
art. 15.

A iij

triftes fuites de guerifons imparfaites ou manquées; puis qu'il
n'en eft de vraïes que celles qui
remettent & laiffent un malade
dans le calme d'où il étoit forti
par la maladie. Cette idée paroîtroit reffembler d'affez près
à celle d'un fpecifique univerfel,
s'il convenoit tout à la fois &
à toutes les maladies, & à toutes
les caufes de chacune en particulier; de forte que ces maladies ceffant de paroître fous les
formes qu'elles avoient prifes en
naiffant, ne fe remontreroient
pas fous d'autres apparences en
fe reproduifant. Or les *Narcotiques* dont les effets font fi efficaces, fi prompts, fi univerfels,
que le calme accompagne, &
auxquels il fuccede, ne pour-
roient-ils pas offrir cette forte
de fpecifique? & en ce cas,
Monsieur, les trouveriez-
vous fi forts dénuez des avantages dont je leur ay fait hon-

neur dans ma Réponfe ? Le préjugé eft à la verité contre eux,
& ce préjugé fe trouve dans les
Medecins comme dans les Malades ; il eft même entré dans
la Phyfique moderne, qui s'eft
laiffé furprendre aux foupçons
qu'a répandu contre eux l'ancienne Philofophie, dont l'aveugle veneration, comme vous le
fçavez, MONSIEUR, s'étoit fait
prefque autant d'idolâtres que
de difciples. La Medecine a copié ce préjugé, parce que l'éducation des Ecoles, ou les leçons
des Maîtres l'ont accredité &
reçû. Ainfi adopté fans preuves,
il a formé le raifonnement des
Medecins, & influé dans leur
conduite. Mais quand la Medecine auroit à fe bâtir fur des
raifonnemens, la trouveriez-
vous, MONSIEUR, folidement
établie fur des fondemens auffi
ruineux, ou bien affermie fur
ces principes, qui font autant

A iiij

ceux de l'erreur, qu'ils font peu ceux de la nature ? La fcience des faits & l'étude des obferva-tions font pour elle de plus fer-mes foutiens, & de plus fûrs guides, & c'eft fur ces bazes fi certaines que va pofer la doctri-ne des Narcotiques pour la gué-rifon des maladies.

Il n'eft point d'effet fi connu, point d'obfervations fi confta-tées, ou fi unanimement certai-nes, que celuy de l'Opium ; veri-té tellement autentique, qu'elle fait le titre de fa réprobation ; car elle eft toujours & univer-fellement confentie, fans ex-ception, fans égards d'aucune circonftance d'âge, de temps, de fexe, de climat, de maladie, puifque par tout, en tout temps, toute contrée, toute perfonne, l'Opium calme, appaife, affou-pit. Voilà donc dans un remede une vertu generale, affurée & infaillible, c'eft de moderer les

faillies du fang, de calmer fes
troubles, d'arrêter fes emportemens. Or qu'eft autre chofe une
maladie, telle nature ou tel nom
qu'on luy donne, que fougues,
qu'emportemens, que dérange-
mens, que troubles? l'Opium
eft donc un remede certain pour
la guerifon des maladies, puis
qu'il en bride ou en arrête les
caufes. De plus, le fang calmé
par ce remede, n'eft point excité
à de nouveaux troubles, ni fes
fucs portez à de nouvelles mu-
tineries ; le danger même pouvoit être d'un autre genre ; ce
feroit que le calme n'allât trop
loin, en fixant, dit-on, les efprits, en arrêtant leur cours &
celuy de la vie. Eft-ce rien moins
trouver dans l'Opium, qui eft
le premier de tous les Narcotiques, que cette double vertu
tant defirée par Mr. *Pitcarne*,
de calmer le fang, en prévenant
en luy tout retour d'agitation,

A v

de *rarefcence* & de trouble ? c'eſt
que tout à la fois il lie, retient
& modere les deux puiſſances
principales qui regiſſent l'œconomie animale ; ce ſont les *fluides*
& les *ſolides*, ces deux antago-
niſtes de la vie, qui ſe réuniſſent
au moyen de l'Opium, pour
concourir à une même paix.

L'idée d'une opération ſi
prompte & cependant ſi com-
plette dans un remede, qui ſeul
ſçait tout à la fois mettre d'ac-
cord deux puiſſances rivales &
ſoulevées, ne ſe prend point dans
les notions vulgaires des maladies & des cauſes qui les produi-
ſent ; auſſi eſt-il permis pour
l'explication d'un fait de pratique avoüé & convenu, de ſe
mettre au deſſus des manieres
ordinaires de penſer en Medecine : ce ſont de ces facilitez qu'apporte, & de ces libertez que
permet à une Medecin une érudition formée ſur l'étude de la

nature, & concertée avec ses
manieres. Or suivant les notions
communes (parce que les causes
des maladies s'empruntent des
fluides ou des *solides* , c'est - à-
dire des deffauts ou alterations qui arrivent à leur tiffure, à leur mouvement &c.)
Les raisons des meilleurs remedes qui y sont employez, se prennent aussi dans les uns & dans les
autres ; & cela parce que suivant
un autre principe non moins
reçu, la santé consiste dans le
juste temparament des uns, &
dans la souplesse de ressort des
autres ; en un mot, dans le jeu
libre & reciproque de ces deux
puissances maîtresses de la vie.
C'est un fond d'étiologie qui
montre les raisons par lesquelles
les remedes operent dans la methode de guerir à l'ordinaire ;
mais une autre maniere non
moins certaine, quoique moins
sensible de concevoir l'essence

de la fanté, donnant à comprendre une autre maniere de
concevoir la nature de la maladie, découvre une autre raifon d'agir dans les remedes qui
y conviennent plus fingulierement.

Ces idées philofophiques fou-
leveront peut-être, MONSIEUR,
des efprits moins géometriques
& moins élevez que le vôtre,
au deffus des notions *humorales*
& materielles qui affujettiffent
la Medecine vulgaire; mais cette
pathologie, comme vous le fçavez, MONSIEUR, fut apperçûë
& habilement propofée il y a
plus d'un fiecle par un grand
Maître, qui n'eut pas en fon
temps moins bon goût dans la
faine Philofophie que dans la
veritable Medecine ; l'illuftre
Fernel, l'un des principaux or-
nemens de l'Ecole de Paris, &
que toute la Republique des Lettres celebre & revere encore,

tenta (a) cette reforme, dans les idées qu'on avoit communé-ment fur les caufes des maladies ; touché par l'honneur (b) du pro-grès qu'il voyoit fe faire dès fon temps dans la plûpart des Arts & des Sciences, & de l'envie de voir auffi s'accroître les connoif-fances dans la veritable Mede-cine. Ce grand homme donc attentif autant qu'il l'étoit au bonheur de fa profeffion, avoit fenti qu'il manquoit quelque chofe à la vraie doctrine des cau-fes de maladies, & eflaïant de dévoiler là deffus la nature, ou de la développer davantage pour l'avancement & pour l'honneur de la Medecine, il démêla une forte de caufe fuperieure, non apperçûë jufqu'alors, ou qui échapoit du moins à l'attention de trop de Medecins.

Cette forte de caufe dans la maniere de penfer de ce fçavant homme, eft au deffus des qua.

(a) Fer-nel, de abdit. rer. cauf.

(b) *Ibid. in præf.*

litez élementaires. *Abditior illa causa supra elementorum conditio-* (a) *nem eft;* (ᵃ) car elle n'attaque point le temparamment des parties, comme font les caufes ordinaires, mais elle en altere le fond même, c'eft-à-dire leur propre fubftance, dont elle eft fingulierement ennemie, & à laquelle elle s'attaque directement & précifément. *Quæ non corporis temperamentum, fed totam illius fubftantiam primùm ac per fe offendit, ut cui fit prorfus inimi-ca.* (ᵇ) Or *toute la fubftance,* ou le tout de la fubftance d'une chofe, c'eft le complement, ou l'integrité par laquelle elle fubfifte achevée ou parfaite dans fon être. *Tota rei fubftantia perfeétio eft & integritas qua res una-quæque confiftit.* (ᶜ) Et dès que cette integrité fouffre quelque atteinte & quelque déchet, auffi-tôt le tout de la chofe ne fubfifte plus, & ce déchet eft une mala-

(a) Fer-nel. de abd. rer. cauf. c. 11. ch. 10.

(b) Ibid.

(c) Ibid.

die de *toute la fubftance* de cette chofe. *Hæc quoties immutatur & de perfectione decedit, res tota conti-nuò perfringitur, ipfaque illius decef-fio morbus eft totius fubftantiæ.* (ᵃ) (a) Ibid

Mais cette perfection ou cette integrité de toute la fubftance d'une chofe vous paroîtroit-elle, MONSIEUR, bien differente de l'état naturel de confiftance par-faite dans les folides, que la Phyfique moderne a appellé *ton* des parties, qui n'eft en effet autre chofe que l'état habituel, ou le point naturel de l'ètenduë, ou tenfion parfaite ou achevée de leurs fibres ? dans ce fens une maladie de *toute la fubftance* ne fera qu'une forte *d'atonie*, un dechet, une alteration, une defection dans le *ton* des parties folides ; celles-là même, fi vous voulez bien le remarquer en paffant, MONSIEUR, dans lef-quelles ou fur lefquelles s'ope-rent les merveilleux effets des

Narcotiques. Aussi appelloit-il affoiblissement, la cause qui atti-roit après soy une maladie de substance, & cet affoiblissement étoit une sorte de paresse, ou d'impuissance dans le fond ou la tissure des parties, lesquelles devenuës invalides ou languissantes, ne pouvoient donner à la portion des sucs qui leur arrivoient, le point ou le degré de coction pour les digerer, d'où il se faisoit un amas, ou une congestion de sucs crus & superflus, qui gâtoient le sang : *Ubi pars aliqua debilis efficietur... Ubi quælibet pars concoquere nequit genita in se excrementa, aut expellere, tale sibi ipsi febricitandi initium affert; ita enim in parte unàquapiam excrementa colligi putat (Galenus) vel partis ipsius vitio & imbecillitate.* (a) Car Fernel appuye son systême des maladies de substance du sentiment de *Galien,* lequel, selon la re-

(a) Ibid. *ch. 13.*

marque de ce grand homme, n'étoit parvenu à cette connoiſ- ſance de cauſe que dans ſes vieux jours ; meuri par conſequent par l'âge, l'uſage & la reflexion, parce qu'il avoit penſé autre- ment dans ſa jeuneſſe. *Ætate & rerum obſervatione maturior* (Ga- lenus) *aliam intermittentibus fe- bribus originem inſtituit.* (ᵃ)

(1) *Ibid.*

Ce n'eſt pas, MONSIEUR, que je vouluſſe ramener les ex- preſſions déplaiſantes, ou mal- ſonnantes d'une Philoſophie *ideale*, décreditée, ou *inſolite*, mais je vous avoüe que j'aime fort à me conduire en pratique de Medecine, ſinon par les ter- mes, au moins par les notions des grands Maîtres, qui ont ſenti la nature, qui en ont pris le goût, qui l'ont ſçu répandre ſur leurs Ecrits, & le faire paſſer à leurs Lecteurs. Car je me prête ou me laiſſe aller volontiers à une contagion pareille, par laquelle les efprits fe prennent mutuellement par le commerce, s'attachent par l'habitude, & par elle fe copient: car c'eft ainfi qu'on fe forme & fe dreffe infenfiblement à penfer comme ceux qui ont penfé fouvent; c'eft l'effet que produit la lecture des Anciens, car s'il en coûte quelque chofe à tolerer leur langage, & à étudier leurs termes, on fe trouve richement dédommagé par la folidité de leurs penfées, & par le poids de leurs maximes. Telles font celles du celebre M^r. Fernel; fes expreffions ne font à la verité, ni celles de la *Chimie*, ni celle de la *Phyfique*, ni de l'*Anatomie* moderne; mais fes idées font celles du *Mechanifme*, ou de la Phyfique naturelle, renfermée dans la doctrine des folides, qu'il a fentie dans leurs difpofitions ou affections *toniques*, & en particulier dans l'idée d'une

forte d'*atonie* fecrete, qui fait
fourdement des *ftades* dans le
fuc nerveux, des ralentiffemens
dans le fang, des congeftions
dans les humeurs ; enfin un fond
de maladies graves, de celles
fur tout qui étant des plus cachées, & des plus difficiles, demandent des remedes d'un genre
fuperieur, *fupra elementorum con-*
ditionem, parce que leurs caufes
font au deffus du commun, plus
effentiellement attachées aux
efprits, qu'aux humeurs ou à la
matiere.

Auffi ce grand homme recon-
noît-il qu'il faut oppofer aux
maladies qui occupent intimement la fubftance des parties,
des remedes qui agiffent par une
vertu moins dépendante de leurs
qualitez, ou de leurs modes,
que de leur fond & de leur effence : *Totius fubftantiæ morbis ne-*
ceffe eft natura contrarias vires
compararit... quæ totius fubftan-

tiæ diſſidio illis adverſæ. (ª) *Iſthæc vis non è manifeſtis qualitatibus, ſed à totius ſubſtantiæ diſſidis. .... quà non pituitæ, ſed morbi eſſentiæ, prorſus adverſatur.* (ᵇ) Suivant cette idée qui fut auſſi autrefois celle de *Dioſcoride*, que *Galien* combattit d'abord, puiſqu'il l'adopta enſuite, l'Opium ne pouroit-il point paſſer pour un de ces remedes, dont la vertu reſide moins dans ces qualitez, que dans toute ſa ſubſtance, dont cette vertu ſeroit l'émanation, ou la proprieté eſſentielle ? En effet, de quelle qualité faire un atome de Matiere, ou d'Opium, qui agit ſi univerſellement ſur tout le corps, qu'il calme & tranquiliſe en peu de temps ? de quel degré de chaleur ou de froid eſt ſuſceptible une ſi mince portion de Matiere ? de quelle ſaveur la nommer ? Sera-ce rien de trop que de luy laiſſer tout ce qu'elle a de ſubſtance, ou de fond pour agir ?

(a) Fer-
nel. de
abdit.
ver. cauſ.
p. 521.

(b) Ibid.
p. 526.

L'étrange volatilité de ce point
dematiere, l'immenfe fineffe ou
tenuité des parties qui compofent le *mixte* d'où on le tire,
foulage l'entendement & aide
l'imagination à entrer dans cette
idée, fongeant d'ailleurs à la
nature de l'objet fur lequel l'O-
pium opere : c'eft fur le *fuc ner-*
veux, d'une fubftance luy-même
fi mince, qu'il a paffé pour un
efprit, & fi tenu, qu'il reffemble
mieux à un fouffle, ou à une
vapeur, qu'à une humeur ou à
un fuc. Ainfi il devient poffible
de comprendre, qu'une fubftance toute aërienne ou toute fpiritueufe, comme celle de l'O-
pium, peut fous un très petit
volume fe trouver de mefure ou
en proportion d'étenduë avec le
fuc nerveux ; & que par confequent mêlée avec luy, elle peut
fe mefurer à luy, & fe mettre
de pair avec fon étenduë ; car
c'eft un air : Or l'on fçait à quelle

immenſité d'eſpace peut ſe porter un air dilaté. Cette extenſion
monte juſqu'à trois cens fois au
deſſus du volume naturel de l'air;
un grain donc de Laudanum
rarefié dans les entrailles, peut
s'accroître à raiſon de ſa ſubſtance toute aërienne, trois cens
fois ou environ au deſſus de ſon
étenduë propre ; & alors ce ſera
une ſorte de volume plus que
ſuffiſant pour une action conſi-
derable. Si à cela l'on joint
l'homogenëité de ſubſtance dans
l'objet ſur lequel doit s'exercer
cette action, on concevra tout
d'abord combien grande deviendra ſon énergie ; car ce ſera un
air ſur-ajouté à un autre air, &
ces ces deux airs rarefiez de
concert & de pair, s'uniront en
force, & l'accroîtront même.
Or la force eſſentielle ou de
toute la ſubſtance de l'air, eſt
l'élaſticité. Ce ſera donc une
élaſticité double pour l'expan-

fion du fuc nerveux. Cette ex-
panfion iroit même à précipiter
à l'excès la circulation de ce fuc,
fi l'efpace qu'il parcourt étoit
libre, fi les routes dans lefquels
il circule étoient vuides, &
exemptes d'embarras ou de digue ; enfin fi luy-même avoit fa
fluidité, fa volubilité & fa legereté ordinaire : Mais ces difpofitions dans le fuc nerveux font
bien differentes dans les maladies de fubftance, c'eft-à-dire en
celles où eft fingulierement af-
fectée la tiffure des nerfs ; car
les caufes de ces maladies confiftant dans un fond d'affoibliffement dans quelque endroit du
genre nerveux, & par confequent dans le ralentiffement ou
l'épaififfement de quelque portion de fon fuc, cet accroiffe-
ment de force que l'Opium opere ne fervira fingulierement &
fur tout qu'à revivifier la vertu
fyftaltique, qu'à refoudre les

ſtades qui formoient des digues à ſon cours, à fondre l'épaiſiſſement qui l'apeſantiſſoit, & à rétablir la direction & la file de ſa circulation.

Mais je crains, MONSIEUR, d'abuſer de l'honneur de votre attention, en la menant trop loin, car me voilà bien avant dans les routes ſecretes, ou les moins frequentées de l'œconomie animale ; ne m'y égarerai-je point ? car on n'y trouve que très-peu de guides. En effet je m'y trouve comme iſolé, écarté du moins du grand chemin du ſyſtême, ou de la voye des humeurs, battuë de tout le monde, parce que tous la frayent & la ſuivent comme la plus aiſée. C'eſt l'objet banal, où ils tendent tous, mais eſt-ce le point où chacun devroit tendre ? Ne me croyez pourtant pas, MONSIEUR, dans des landes inpratiquables, quoique j'entre dans

des

des sentiers incultes ou peu fre-
quentez : peut-être est-ce à la
honte de la Medecine moderne, que se voit si fort negligée la
pathologie des esprits (pour
parler le langage vulgaire) ou
pour mieux dire , l'étude & la
connoissance des alterations qui
arrivent en maladie à la *lymphe
nervale*, à son cours , à ses directions , c'est-à-dire , à l'ordre de
sa marche , ou de sa circulation.
Le celebre MONSIEUR *Stahl* ,
& sa prudente Ecole , viennent
de commencer de nos jours à
réformer en ce point la pratique de la Medecine. Les indis-
positions *toniques* , c'est-à-dire ,
les alterations du *ton* des parties
les occupent , une sorte de *calmant nitreux* remplit la plus grande partie de leur methode ; ils
en trouvent d'autres dans les
remedes qui fixent , comme sont
les *absorbants* imbibez d'acides ,
dans les *cinnabres* , des *adoucis-*

fants; dans la *cafcarille* un *fedatif*,
& en des cas, ils s'avancent juf-
qu'aux *narcotiques* temperez en
plufieurs compofitions celebres,
comme les pilules de cynogloffe, la grande theriaque, le diaf-
cordium, la theriaque celefte.
Au furplus parfaitement éloignez de la methode des purgations frequentes, des purgatifs
violents, des Emetiques outrez,
des mochliques, enfin de la fureur des remedes tumultueux,
fondants, & agaçants. Tant
d'avances vers une *Medecine calmante*, paroiffent d'heureux pré-
fages pour la réforme de ces
groffiers effets des purgatifs,
qui deshonorent la Medecine
d'aujourd'hui, fi exacte d'ailleurs dans fa theorie, fi châtiée
dans fes connoiffances, fi pure
dans fon langage, & fi élegante
dans fes difcours. Mais ne pou-
roit-on point aller encore plus
loin, que ces Praticiens, fans

blesser les inviolables loix de la saine Medecine ?

Car ce fut aussi l'intention du sage Monsieur Fernel, de ne rien introduire de singulier ou d'extraordinaire dans la pratique de la Medecine qu'avec cette précaution. *Id enim sæpe mihi animo versabatur, non levis esse momenti in arte omnium præstantissima, & quæ in totius humani generis salutem comparata sit, abstrusum & reconditum depromere, quod à vulgari genere Philosophandi & popularibus sensibus abhorreret.* (a) Ce n'est donc pas, Monsieur, que contre d'anciennes loix de la sagesse ou philosophie médicinale, reçûës ou suivies depuis plusieurs siecles, j'entreprenne d'insinuer de nouveaux dogmes de pratique ; mais instruit que l'état du genre nerveux & de sa lymphe, est soûmis à ces mêmes loix pour la guérison des grandes maladies, je vou-

(a) *Fernel. De abdit rerum caus. in præfat.*

drois y voir appliqué plus qu'on ne fait ordinairement, l'efprit des Praticiens. Prévenu que l'on eft de longue main , que les maladies font dans les humeurs, l'habitude de purger s'eft établie & fortifiée dans tous les efprits, deforte que le mal-entendu de cette maxime a fait une routine ou une mode , de la methode de guerir , comme fi cette évacuation étoit toute la reffource de l'art. Delà eft venuë l'étrange inattention où l'on eft auprès des malades pour les *alterants* , au moyen defquels on fe propofe tout au plus de préluder à la purgation ; du refte on eft fi peu difpofé à leur déferer l'honneur de la guérifon , que ceux-là même d'entre les *alterants* qu'on refpecte le plus , jufqu'à leur accorder l'honneur du Specifique , ne paffent pour fûrs dans leurs fuccès , qu'autant que le malade aura (dit-on) été bien purgé.

C'eſt ainſi que l'on gâte ou dé_truit tous les jours les bons effets du *Quinquina* , du *Mars* , du *Laiſt* , des *Eaux Minerales* &c. parce qu'on en traverſe la réüſ_ſite en purgeant par coûtume plûtôt que par raiſon, & occa_ſionnant par-là des rechûtes, ou des guériſons incompletes ou mutilées. La conviction où l'on eſt que l'action des *alterants* en liqueurs s'exerce ſur les fluides, a fait encore leur diſgrace ; car ſous cette idée on ne les a don_nez que comme des humectants, des temperants, des délayants, qui laiſſivent le ſang , comme feroient des *lotions* qui lavent & dépurent, on a été tout au plus juſqu'à les regarder comme des bains, qui moüillent les viſceres & les amoliſſent ? & c'eſt le prin_cipal domaine qu'on leur a laiſſé ſur les *ſolides.*

Cependant, Monsieur, il paroît évident que l'action des

B iij

alterants , se passe en premier ,
& même immédiatement sur les
solides , & ceux qui se donnent en
poudre ou en substance en feroient preuve si l'on y avoit bien
réflechi , & si on leur rendoit justice. Mais le préjugé en faveur
des *fluides* a fait de ces *alterants*
même , des aydes ou des correc-
teurs du sang tout au plus , en en
faisant des *absorbants d'acides* ,
des spongieux , ou des *concen-*
trants ausquels on a donné des
salures à éteindre & des acretez
à émousser ; & l'on a supposé
ces acretez dans le sang , dans
sa lymphe , dans sa serosité , en
un mot dans ses sucs ou dans les
humeurs. Neanmoins ces absorbants sont des *terreux* , des *fixes* ,
des *chaux* , ou des substances pé-
santes, bien plus propres à se col-
ler ou à s'appliquer sur les premieres surfaces des parties qu'elles rencontrent sur leur route ,
qu'à s'insinuer par les bouches

inperceptibles des vaiſſeaux , qui
pourroient les tranſmettre dans
le ſang. Suivant cette idée qui
eſt autant vraie qu'elle eſt ſim-
ple & conforme à l'état naturel
de l'œconomie du corps , ils devient notoire que l'action premiere & principale des *alterants*
ſe fait ſur les *ſolides* , & qu'elle
ne ſe communique aux *fluides* ou
aux humeurs qu'en ſecond ; mais
en ce ſens ils peuvent devenir
de grands acteurs pour la cure
des maladies.

Vous craignez peut-être ,
MONSIEUR , que je ne m'avance trop par prédilection pour les
narcotiques , pour leſquels vous
apprehenderiez de me trouver
paſſionné , ou trop porté à leur
faire fortune en Medecine , en
les y mettant à la mode. La dou-
ceur des effets de ces remedes
auroit peut-être pû ſurprendre
ma confiance , mais je me ſuis
mis d'autant plus en garde con-

tr'eux , que leurs fuccès font
plus flateurs , plus propres par
conſequent à ſe faire des adula-
teurs ; en tout cas, MONSIEUR,
vous êtes au deſſus de la ſurpriſe,
& vous allez être juge ; ſouffrez
ſeulement avec quelque patience mes reflexions fondées ſur
l'uſage , ſur des faits , & ſur la
nature ou le méchaniſme de nos
corps.

Tout ce qui s'y paſſe eſt mouvement , & tout mouvement s'y
fait par les *ſolides* ; ſang, eſprits ,
lymphe, ou quelque humeur que
ce ſoit n'entre dans l'exercice de
l'économie animale que par l'action de leur puiſſance, qui chaſſe
les unes dans leurs reſervoirs, &
qui fait rouler les autres dans
leurs vaiſſeaux. Ici donc ſont des
vaiſſeaux qui battent, là ſont des
membranes qui preſſent, & par
tout ſe trouve une vertu de reſſort , qui meut, qui agite , qui
anime. Il eſt pourtant un mou-

vement principal ou ordinaire &
plus univerfel, c'eft le circulaire ;
car en effet tout circule dans nos
corps, parce que rien n'y vit
que ce qui circule. Or toute
circulation eft l'effet de la *pref-*
fion, du battement, & de la for
ce fyftaltique des *folides*. De
quelle importance doivent donc
être des remedes deftinez par
leur état, ou leur action propre
à agir fur les *folides* ? Seront-ils
moins que les moderateurs de la
vie, puifqu'ils en regiffent les
inftrumens, dont ils modifient
& reglent les actions ? Ces actions font des vibrations conti.
nuelles, ou des ofcillations continuées, lefquelles comme des
ondulations non interrompuës,
defcendent du cerveau vers les
parties inferieures. Mais la jufteffe, la régularité & la legereté
de leurs roulements, donnent à
connoître combien peu de chofe il faut, pour troubler leur or-

B v

dre, rompre leur file , ou changer leur marche. Une comparaison le fait comprendre , & on
la trouve dans une corde de
luth , laquelle perd fur le champ
la douce harmonie & la juftefle
de fes fons , pour peu que quelque chofe pefe fur elle ou la
prefle.

On reconnoît à ce portrait
celui d'une fibre nerveufe , &
par confequent de ces filets élaftiques , qui font le tiffu des parties. Car ces filets forment des
cordons , lefquels impregnez &
imbus d'une lymphe fine étherée & fpiritueufe qui fuinte &
leur vient de fa fubftance *corticale* du cerveau , portent par tout
une rofée pleine d'un efprit élaftique , laquelle comme feroit
une feve , fait vegeter les parties
dans lefquelles ils fe perdent , &
fait leur fermeté , leur force , &
leur ton.

Cette action de porter à l'habitude feroit penser que ces cordons seroient des tuyaux arteriels, mais ils n'en ont ni le battement, ni la forme, ni la cavité ; rien n'y roule donc, mais cette action est l'effet d'une systole, qui y entretient un mouvement peristaltique ou vermiculaire. Ainsi ces cordons moins creux que poreux, ressemblent mieux à des filieres spongieuses qu'à des canaux. Or cette disposition spongieuse fait concevoir combien est lent à travers une pareille substance, le mouvement ou le cours d'une lymphe déja lente de sa nature ; & deplus, combien ces filieres elles-mêmes sont aisées à se comprimer par quoique ce soit qui pese sur elles. Mais cette facilité à être comprimées doit être plus grande ou plus sensible, ou il se trouvera ramassé plus de ces filets mouëlleux, & ces endroits sont ceux qui sont plus tendres &

B vj

plus aifez à amollir. Ce fera en même-tems, ou la compreffion étant plus facile, l'interception du cours de la *lymphe nervale* fera plus ordinaire. Ici donc fi l'on fe reprefente l'étrange fenfibilité de l'eftomach fi aifé à bleffer, ou à s'indifpofer, qu'il eft fenfible à l'impreffion de l'antimoine, que l'œil fouffre fans douleur ; l'on concevra combien il faudra peu de chofe, pour gêner la tiffure des filets nerveux de l'eftomach, & par-là occafionner du trouble ou du ralentiffement dans le cours de la lymphe qui les parcourt & les traverfe.

Tout ceci vous paroîtroit prefque, Monsieur, une digreffion, eu égard à la matiere des *narcotiques* que j'ai entrepris de traiter, mais leur caufe étant liée à celle des *alterants*, ce qu'on dit à l'avantage des uns devient commun avec les autres; ainfi dès qu'il fera prouvé que

de fimples *alterants* ont une force ou une action immediate fur
les nerfs, qui font les principaux
mobiles de la vie, & que de-là
leur vient le fond de mérite qu'ils
ont en Medecine, reftera-t'il
douteux que les *narcotiques*, fi
fort diftinguez parmi les *alte-*
rants, mériteront une confide-
ration d'autant plus finguliere,
qu'ils agiffent plus fingulierement fur ces premiers mobiles
de la vie, & que leurs effets font
plus étonnants? Or cette preuve
eft celle qui vient d'être établie;
car les *alterants* tombant d'a-
bord dans l'eftomach, le plus
fenfible des vifceres, agiffent
auffi d'abord & comme à crud
fur des millions de fions de nerfs
qui en font le tiffu. Suppofons
donc nne poudre *abforbante*, un
opiat digeftif, un jus d'herbes, un
apofeme arrivé dans l'eftomach;
peut-on ne pas concevoir que
ces remedes par la *gravité* des

molecules salines ou materielles, dont ils sont composez, pesant tout d'abord sur chacun de ces fions nerveux, les compriment, les molestent, ou les irritent ? Mais par même moyen ils alterent, changent & diversifient le cours ou la qualité du suc lymphatique qui y circule ; ce ne seront à la verité que des *modifications*, mais les actions des *alterants* sont-elles autre chose ? Le doute pouvoit tomber sur cette *modification* des solides, accoûtumé que l'on est à rapporter l'action des *alterants* aux fluides ou aux humeurs ; au lieu qu'ici on la voit employée sur les *solides*, mais l'alteration ou le changement des fluides y est-il moins apperçû ou moins prouvée ? Pardonnez-le-moi, Monsieur, j'ai la présomption de trouver l'alteration plus certaine en cette maniere, plus conforme même aux loix naturelles. Car toute *alteration* eſt un travail, ou un effet de la vertu *ſyſtaltique* ; ce ſont donc des *oſcillations* changées qui feront des broyemens, des attenuations, des digeſtions differentes; mais rien ne prouve-t'il mieux ces variations que des vibrations changées , ou miſes hors de cadence , qui par conſequent doivent travailler differemment les humeurs ?

Mais j'oſe , MONSIEUR , vous communiquer là-deſſus une autre penſée , parce que vous trouvez bon que je m'explique librement avec vous , & parce que cette penſée s'accorde en bien des choſes avec la pratique , à laquelle vous voulez que tout ſoit rapporté. *L'alteration* des humeurs comme on l'appelle , eſt moins un changement dans les *qualitez* , les *ſaveurs* , ou la *craſe* de ces ſucs, qu'un changement arrivé à leur cours , à leurs *directions* , & à leur circulation ,

par la même raison que souvent
une maladie confiste moins dans
l'alteration des qualitez vitiées
du fang , que dans le déplacement de fes fucs , lefquels for-
tant de leurs cours font emportez hors de leurs fecretoires dans
des couloirs étrangers. En ce
fens *l'alteration* ne fera donc autre chofe, que le rappel de ces
fucs à leur propre place ou à
leurs fecretoires naturels. La
partie rouge du fang , par exemple dans le plus beau de la fanté , emportée hors de fon courant , & quittant la route des
arteres fanguines , enfile celle
des arteres lymphatiques? Il en
arrivera des *ébullitions*, des *éri-
fypeles*, des inflammations , des
hæmorrhagies &c. Mais fans que
le fang ait changé de temperamment , ou de qualité , cette détermination changée toute feule fera donc ces maladies , qui
guériront par confequent en
rappellant feulement le fang

dans son cours, ou le faisant rentrer dans sa file ; & ce sera l'effet des *alterants*, qu'on employera avec succès, parce qu'ils opereront ce rappel. La partie blanche exprimée & sortie de son reseau, parce que la fibre du sang qui la compose étant convulsivement resserrée, l'aura expulsée de ses mailles, se précipite par les arteres lymphatiques. Vous diriez que ce seroient les cataractes du petit monde rompuës, car delà arrivent des déluges ou des inondations de serosité, des *fontes*, des *colliquations*, des catarrhes, des fluxions de toutes les sortes : des alterants viennent à propos reconcilier la partie blanche avec la partie rouge, elle se remarient ou se réünissent, & voilà que la circulation remise en regle, reprend sa file, & la guérison s'enfuit. Mais elle ne sera qu'une réünion ou qu'un rappel.

& ce rappel ne se fera qu'autant
que les oscillations des solides
étant rétablies, rétabliront les
directions des *fluides* ; puisque ce
n'est qu'ainsi que ceux-ci reprennent leurs cours, ou leurs qualitez naturelles. Le *suc nerveux*
fourvoyé, fourniroit ici bien
d'autres preuves, puisque *l'ataxie* des esprits (comme on par-
loit) qui cause les affections hysteriques & semblables maux,
arrivent souvent sans d'autres
vices du suc nerveux que celui de
l'irregularité dans son cours,
qui se précipite d'un côté, &
languit d'un autre, & cette irregularité dépendante de l'irritation convulsive du genre nerveux, se rétablit par des alterants qui calment ces irritations.
Enfin la bile la mieux constituée
ou la plus saine se répand quelque fois tout d'un coup par toute
l'habitude du corps par le trouble seul qu'aura porté dans les

esprits une paffion &c. & alors fi
on l'examine bien , les remedes
qui guériffent cette forte de jau-
niffe , ils ne le font qu'en faifant
rentrer la bile dans fes couloirs ;
rien prouve-t'il plus évidemment
que les maladies font caufées en
premier par le déplacement des
humeurs ou des fucs , plûtôt
que par leur vices ou le changement de leurs qualitez. Les fuppreffions qui fe font dans les maladies des femmes ne fe guériffent fi promptement par l'O-
pium mêlé avec les *martiaux* , les
aperitifs , les *antihifteriques* , &c.
que parce que les narcotiques
relâchant les nerfs dont la contraction fpafmodique des arteres capillaires tenoit la partie
rouge du fang confufe dans les
grands vaiffeaux , rétabliffent la
vertu fyftaltique dans fes directions , deforte que les ofcillations redreffées reftituent l'évacuation qui s'étoit fupprimée.

Les affections *nephritiques* fourniffent une obfervation femblable dans la pratique : les urines
reprenant alors promptement
leur cours , par l'ufage de l'O-
pium mêlé avec les divretiques,
comme on voit dans les pilules
de Starkei,parce que ces remedes
rempliffent une double indica-
tion. Car ici comme dans les
affections *hyfteriques* , *hypochondriaques* , *mélancholiques* ou *hæ-
morrhoidales*(ces maux étant cau-
fez ou entretenus par le ferrement convulfif , qui retrecit &
bouche les fecretoires des reins)
l'action des narcotiques faifant
faire, pour ainfi dire , la détenfe
des fibres qui étoient en contraction , elle relâche les *fecretoires*,
qui s'amoliffant prêtent & cedent à l'impulfion des urines ,
que la vertu des divretiques ,
jointe à celle des narcotiques ,
aura déterminées & amenées
vers ces couloirs.

Toutes ces reflexions, Monsieur, tirées du fond de l'œconomie animale , & encore de
l'ufage que vous aimez fi fort à
voir regner en Medecine, prou-
vent-elles rien moins que l'exif-
tence d'une Medecine *alterative* & efficace. Elle eft frequente
& journaliere même, entre les
mains & fous les yeux de tous
les Praticiens, mais la plûpart de
ceux de nos jours y penfent peu,
préoccupez de la neceffité des
évacuants , pour la feureté des
guérifons , comme s'ils étoient
les feuls moyens fûrs pour les
operer , tandis peut-être que les
alterants feuls pourroient y fuffi-
re. Car feroit-il déraifonnable ,
Monsieur , de penfer fur le
compte des évacuations en general, ce qu'*Hippocrate*, felon la
belle remarque du celebre M^r.
Freind , paroît avoir penfé fur
les fueurs ? Il eft étrange, comme
l'obferve cet illuftre Anglois ,

qu'*Hippocrate* si soigneux & si exact sur la matiere des sueurs en beaucoup de fiévres aigües qui se terminoient heureusement par cette évacuation , ne parle cependant point de *sudorifiques*, & qu'il en ait si peu décrit ; de-sorte que les *sudorifiques* ont été presque inconnnus dans l'ancienne Medecine jusqu'au tems des Arabes , qui semblent les avoir introduits & accreditez. Peut-être voudra-t'on s'imaginer que *le Livre des Medicamens d'Hippocrate* qui s'est perdu, contenoit les sudorifiques d'alors ; mais apparemment ces sudorifiques auroient été ceux dont il faisoit usage , ses livres de pratiques n'en faisant donc point mention , & les temps qui ont suivi Hippocrate, ne nous ayant rien laissé là-dessus, peut-on raisonnablement soupçonner qu'-Hippocrate aura été dans l'usage des *sudorifiques* ? Il y a plus d'ap-

parence à la conjecture du fçavant M^r. Freind, qu'Hippocrate
regardoit les fueurs plûtôt com_
me des fignes qui donnoient à
connoître la nature des maladies, & la maniere qui les termine, que comme des motifs
de conduite, ou des indications
qui montraffent ce qu'il falloit
fe propofer de faire. Mais puif_
qu'Hippocrate n'a point établi
qu'il fallut donner des fudorifi-
ques, quoiqu'il remarquât que
les maladies fe terminoient fouvent par des fueurs, eft-il plus
raifonnable d'ordonner des pur_
gatifs, pour procurer des évacuations par les felles, puifqu'el_
les ne guériffent pas plus ordinairement que les fueurs quand il
arrive des cours de ventre ? La
Medecine *évacuante* feroit-elle
donc bien la vraie Medecine ?
La purgation ne feroit-elle
point un remede d'avanture ?
ou ne feroit-ce pas qu'on de-

vroit auſſi peu d'attention pour
les évacuants , & en particulier
pour les purgatifs,qu'Hippocrate en a eū pour les ſudorifiques?
Enfin les cours de ventre comme les ſueurs ne ſeroient-ils point
plûtôt des marques ou des in-
dices de l'état du ſang , ou de la
nature des cauſes de maladies ,
que des indications, ou des raiſons de purger?Ces conjectures
toutes témeraires ou hazardées
qu'elles paroîtront aux Medecins *évacuants* , auront leur verité dans l'eſprit de ceux que le
préjugé ne gouverne point. En
effet ſi les ſueurs & les cours de
ventre faiſoient comprendre en
general une diſpoſition colli-
quative dans le ſang , en même
temps que les ſueurs montrent
par le caractere de cet évacuation le *volatil* vitieux qui le
rarefie le développe & le réſout en vapeurs , les cours de
ventre y découvrent un *acre ſa-*
lin

lin qui défunit les fucs, les fond
& les précipite. Ce fera donc un
double principe de *colliquation*,
qui renferme une double idée
pour la cure, & qui fournira à
un Praticien habile & attentif
des indications differentes, ou
des regles diftinctes de conduite, pour choifir & placer les remedes qu'il aura à employer,
pour tarir ce fond de *colliquations*. Or les remedes contre les
colliquations font pour la plûpart
des *alterants*, & le regime qui
entre dans cette ordre appar-
tient au même genre de remede. Rien peut-il tant fervir à
convaincre un efprit exempt de
préjugé de l'importance de la
Medecine *alterative*, de fon effi-
cacité & de fon étenduë pour
la guérifon des maladies?

En effet les *alterants* font d'u-
ne vertu fi reconnuë & fi autentique dans le courant même de
la pratique ordinaire, que dans

C

les maladies où ils paſſent pour
ſpecifiques, la purgation leur eſt
inferieure & ſoûmiſe, au point
qu'elle n'y ſert alors que de préparation. C'eſt comme la ba-
layeuſe qui nétoye la place, &
tient les lieux propres. Tels ſont
le *quinquina*, les *martiaux*, les
antiſcorbutiques & les *anti-epilep-
tiques*, & ſemblables remedes le
plus ſingulierement recomman-
dez dans les maladies graves,
dans leſquelles il ſeroit, dit-on,
dangereux de n'avoir point purgé avant l'uſage de ces remedes, qui paſſent pour en être
les ſouverains guériſſeurs. Mais
s'il étoit des autres ſpecifiques
comme du quinquina, rien prou-
veroit-il tant la préference qui
eſt dûë à la Medecine *alterative*,
puiſque le ſuccès de ce remede
n'eſt jamais plus ſûr, que quand
on a pû omettre la purgation
avant que de le donner, & qu'il
eſt moins expoſé à laiſſer revenir

la fiévre, quand on n'a point
commencé par purger, ou du
moins quand on ne le fait que
long-temps après l'avoir donné.
Si l'on ajoûte qu'il n'est bien efficace en certains cas de fiévre,
que parce qu'il doit être mêlé
avec les narcotiques, ne vien-
dra-t'il point évident que la vertu de ce remede est tellement
alterative, que rien n'en assûre
tant le succès, que quand on
a fortifié en lui cette vertu, ou
qu'on l'y a absolument assujeti.
Au contraire un purgatif n'est
jamais plus innocent que quand
on a affoibli en lui la vertu purgative, qu'on la bridée ou con-
tenuë ; delà vient la sage pré-
caùtion de mêler les narcotiques avec les purgatifs, qu'on
est obligé de donner dans les
coliques convulsives, dans les *dy-*
senteries & dans toutes les affections douloureuses, *mélancholi-*
ques , *hysteriques* , *scorbutiques* ,

&c. Delà vient encore l'habileté à ſçavoir donner un narcotique le ſoir du jour qu'on a purgé un malade en certains cas perilleux, car par ce ſage artifice un Praticien entendu ſuivant l'obſervation du celebre Mr. *Pitcarne*, (a) ſe trouve autoriſé à purger dans des maladies où la purgation eſt formidable. Enfin l'uſage des potions *huileuſes*; des decoctions *mucilagineuſes* ou onctueuſes, où l'on mêle l'émétique ou les purgatifs appropriez, l'uſage encore des *délayans*, des *aqueux*, du petit laict, après avoir donné un purgatif, tous ces artifices innocens, & autoriſez par un long uſage paroiſſent-ils autre choſe que des moyens habilement inventez pour changer autant qu'il ſe peut les *purgatifs* en *alterants?*

Et ſi vous voulez bien vous en reſſouvenir, Monsieur,

(a) Pitcar. praxis p.

il paroît que cette vûë fut celle des anciens Medecins nos premiers maîtres , dont les difpenfaires ou recueils de médicamens ont placé des purgatifs parmi les alterants, en les mêlant, comme ils ont fait, dans des compofitions qui certainement n'ont jamais été deftinées pour purger. Ainfi on voit *l'agaric* dans la compofition du *mithridat*; *l'agaric* encore & le *rhapontique* dans celle de la *theriaque*, *l'ellebore* fpecifiquement recommandé pour la guérifon des affections mélancholiques , car il ne contribuë pas moins par fa vertu alterative, fingulierement propre (quand il eft donné en petite dofe) à corriger la forte de *falure* ou d'alienation qui conftituë la nature des fucs mélancoliques, que par celle qu'il a d'évacuer ces fucs , étant donné en plus forte dofe. Par une femblable proprieté *l'ipecacuan-*

ha guérit les cours de ventre, non seulement parce qu'il vuide les humeurs, mais plûtôt encore parce qu'il rectifie & ramene à sa qualité naturelle le suc vitié qui fait essentiellement la maladie. *Galien* (a) avoit apperçû cette double vertu dans les purgatifs, l'une de lâcher le ventre, l'autre de corriger les humeurs & d'en concentrer les mauvaises qualitez. Selon lui l'*aloë* n'étoit pas moins bienfaisant par sa vertu balsamique, adoucissante, calmante même, dans les affections spasmodiques de l'estomach, que par sa vertu purgative. *Vim balsamicam, corroborantem & laxationem obtinet, & quod motus convulsivos à ventriculo ortos tollat.* Et un sçavant Medecin d'Allemagne (b) se plaint de l'erreur où l'on est de donner l'aloë à forte dose, parce que rendu ainsi trop actif, il fait tous les maux qu'on attri-

(a) *L. VIII. de comp. medicam ch. 2. L. de loc. affect. ch. 5.*

(b) *Frederic Hofman. Dissertat.*

buë à une mauvaife qualité dont on le foupçonne, au lieu qu'é-tant employé en petite dofe réïterée, il fe trouve d'une merveilleufe utilité ; par la rai-fon fans doute qu'étant ainfi ménagé il agit plus en alterant, en quoi il excelle, qu'en pur-geant, en quoi confifte ce qu'il peut avoir de dangereux. En ef-fet à qui fçait bien manier ce remede & le mettre à fa place, il paroîtra bien plus finguliere-ment fait pour évacuer le fang que pour vuider des humeurs, puifqu'étant mêlé en petite do-fe avec le *Mars*, on trouve en lui une reffource prefque fûre dans les pâles couleurs, ou en femblable maladie. Mais cette obfervation (pour le dire en paffant) mene plus loin, car elle donneroit à penfer que la qualité évacuante dans les re-medes, auroit fes deftinations particulieres, de même que

C iiij

celle de l'aloe se rapporte fin-gulierement à l'évacuation du sang. Enfin qui ne sçait em-ployer la *rhubarbe* que pour pur-ger, ne connoît pas la meilleu-re de ses vertus : car c'est un *amer*, un *hepatique*, un *astringent*, un *stomachique* ; & pour trouver en elle ou pour en tirer les dif-ferentes vertus, il ne faut que sçavoir en graduer la dose, en concentrer, ou en étendre la qualité, sans en augmenter la quantité, & par ces adresses, la rhubarbe prend la qualité d'un alterant, qui certainement n'en est pas la moins estimable, quoiqu'elle ne soit pas la plus renommée.

Plein de cette bonté, Mon-sieur, qui vous tient toûjours attentif à ce qui pourroit m'inte-resser, peut-être allez-vous craindre que je m'indispose des esprits, qui allarmez de l'enle-vement qu'ils vont croire qu'on voudroit leur faire de leurs bons amis les purgatifs, comme ſi on enlevoit leurs idoles, vont auſſi-tôt crier à l'*helmontiſte*, au Sec-taire ou au Partiſan de la *Me-decine conſortante*, cette mépriſable faction de Medecins que la Flandres a vû de nos jours naître & finir en même tems, & qui n'a été celebre que par ſa ſingularité. Mais, MONSIEUR, ces têtes échauffées n'ont eu rien de contagieux pour moi; inſtruit du ridicule de leur phi-lophie, & ſpectateur tranquil de la chute qu'ils méritoient, je n'ai ſongé jamais à m'élever au ſublime de leurs rêveries, pour ne me point perdre en de ſi creuſes imaginations. Je n'abju-re point comme eux la purga-tion, j'en rabat les excès, j'en montre les écueils, j'en corrige le mal entendu; je veux qu'elle ſerve en Medecine, mais qu'elle n'y domine point; ſes ſecours

C v

font connus pour moi & confen-
tis, mais ils ne fuffifent point tout
feuls, fans donc vouloir décre-
diter les *purgatifs* , en mettant
abfolument les *alterants* à leur
place , je revendique la confiance , qu'ils ont enlevée à ceux-ci ,
lefquels s'ils ne font point les
premiers en Medecine , doivent
du moins y remplir des premieres places.

Cette prétention n'a même
rien de trop ambitieux à juger
des maladies qu'on veut guérir
par leurs caufes qu'on a à détruire ; car fi ces caufes font generalement & effentiellement mal af-
forties , ou hors de convenance
avec la nature des purgatifs , &
qu'au contraire elles fe trouvent
proportionnées & en conformi-
té avec les *alterants* , fera-t'il
douteux que les alterants conviennent plus effentiellement
que les purgatifs pour la guérifon des maladies ? Or ce qui

commence une maladie eft une forte de mouvement , puifque c'eft une forte de mouvement qui commence la vie & qui entretient la fanté ; le changement de cette forte de mouvement qui fait la maladie en doit donc faire la guérifon. Mais cette forte de mouvement à changer eft-elle dans les *fluides* , ou dans les humeurs ? Où eft-elle dans les *folides* ? Il ne paroît point poffible d'imaginer que ce changement commence par les *fluides* , puifqu'ils ne font ni les maîtres , ni les auteurs eux-mêmes de leur propre mouvement. Refte donc à faire connoître dans les *folides* le principe du mouvement qui eft changé. Ceci étant autant vrai, qu'il eft certain que l'action des *folides* commence la vie , poura-t'il être raifonnable d'employer là contre des remedes comme les purgatifs , dont l'action eft dirigée

contre les fluides ou les humeurs
qu'on veut qu'ils ayent à fondre, à défunir & à précipiter ?
Sur tout ſi l'on conſidere que ce
mouvement changé dans les ſolides, eſt une *ataxie*, un trouble, un *erethiſme*, ſi peu docile
ou ſi peu ſoûmis à l'action d'un
purgatif, qu'il n'en recevra que
de l'augmentation ou de la cruë,
& delà il s'enſuit que commencer la cure d'une maladie par
la purgation, c'eſt commencer
par en augmenter ou en aigrir
la cauſe.

Mais ce changement dans le
mouvement des ſolides par où
commence une maladie, eſt une
modification nouvelle dans leurs
oſcillations, une nouvelle maniere d'être, ou de ſituation dans
leurs fibres. Les fluides donc differemment pétris, preſſez, &
pouſſez en des ſens differents du
naturel, prennent des *directions*,
des *determinations*, des *impetuo-*

fitez & des routes nouvelles ; Et
par là eft changé leur double
mouvement , c'eft-à-dire celui
de *fluidité* & celui de *progreffion.*
En faut-il davantage pour changer la face de l'œconomie animale , & pour lui faire prendre
une forme nouvelle ? Car en
confequence fe change la confif.
tance du fang , fes faveurs , fes
qualitez , & toute l'ordonnance
des *fecretions.* Dans ces conjonctures que font les *alterants* ? Des
rafraîchiffants par exemple , des
humeƌtants , des *delayants* , des
amers , des *abforbants* , des *concentrants* , des *calmants* ? Ce font
toutes fubftances qui agiffent en
communiquant leurs manieres
d'être , & en faifant paffer dans
les folides leurs *modifications* propres ; & celles-ci n'etant point
forties de leur état & de leur
ordre naturel , elles y rappel-
lent celles des *folides* qui en
étoient déchuës , & cela eft cor-

riger, changer , *alterer*. Or ces modifications imprimées ou introduites dans les solides, commencent une guérison , & y étant affermies & associées elles l'achevent.

Mais cette association ou cet affermissement sera retardé ou interrompu , si par impatience , par inquiétude , par temerité , ou par ignorance, l'on pervertit ou altere dans ces remedes leur action naturelle ; car alors n'étant plus les mêmes , on n'en obtient plus ces bons effets ; ils deviennent aucontraire incertains ou inhabiles , & n'operent plus que des cures avortées , des guérisons imparfaites & bizares , qui dégenerent en des langueurs, des fiévres lentes ou semblables infirmitez chroniques. Ces malheurs arrivent journellement dans l'usage des *amers* , ces banaux de la pratique moderne ; car à quels maux ne

les applique-t'on point ? Quels
âges , quels temperammens n'y
font point foûmis ? On y mêle
des purgatifs , des émetiques ,
des fels & des fouffres de nature differente de ceux des *alterants* dans lefquels on les confond ; c'eft en changer la qualité ; auffi les amers d'aujour-
d'hui ainfi frelatez fervent - ils
plus à couvrir la marche d'un
Medecin politique , ou à cacher
fa manœuvre , qu'à operer des
guérifons , qui deviennent ,
quand le malade réfifte à toutes
ces indifcretions , plûtôt des
preuves de la forte conftitution
de fon corps, que des marques
de l'habileté du Medecin.

Les *abforbants* par un femblable mal entendu , deviennent
auffi malheureux , ou inutils par
les monftrueux mêlanges qu'on
leur fait fouffrir , en les affo-
ciant avec des *acides* & des *alkalis* mal affortis avec les abfor.

bants qu'on met en œuvre. Car
ainſi accumulez & mal diſtri-
buez dans les entrailles, ils y
poſent les fondemens, ou y jettent les ſemences de longues &
dangereuſes *obſtruÉtions*, que l'on
met ſur le compte des *alterants*,
qui en cela ne ſont coupables
que des fautes d'autrui. Eſt-ce à
dire cependant qu'il ne ſoit jamais permis de rien mêler avec
les *alterants* ? Cette prétention
ſeroit inſenſée, mais ce mêlange doit réünir des qualitez analogues ou uniformes entre-elles,
en ce qu'elles s'accorderont dans
les mêmes vûës. On peut même
à l'ombre ou ſous les auſpices
des amers, donner entrée à un
purgatif, parce que ſous cette
envelope, il devient moins ſenſible aux *ſolides* préalablement
accoutumez à l'impreſſion des
mêmes amers, qu'on aura au-
paravant donné pendant pluſieurs jours pour préparer les

voies. C'est ainsi que des *jus d'herbes*, des *apofemes*, & le *quinquina* lui-même rendus purgatifs, accelerent des guérisons de fiévre, que le quinquina seul ou comme simple *alterant*, ne faisoit qu'aigrir. Mais une routine de tous les jours, de tous les tems & dans toutes les maladies décredite & deshonnore de semblables pratiques, qui doivent toûjours être régies par le bon sens, & reglées par l'observation, jamais par la mode ou l'habitude.

Me flattai-je, Monsieur, en pensant que toutes ces réflexions peuvent ramener les esprits à rendre aux *alterants* l'honneur & la justice qui leur sont dûës ? Car on ne les donne aujourd'hui presque que comme des amusemens, plus ingenieux qu'utils, en comparaison des *évacuants*, des *fondants*, des *émetiques*, des *purgatifs*. Les *amers* eux-mêmes,

les favoris de nos jours, ne joüiſ-
ſent que d'un reſte de réputation uſée en qualité d'alterants, encore ne la doivent-ils
qu'aux bons offices qu'ils rendent aux *évacuants*, auſquels
ils ſe prêtent pour leur ſervir de
voile ou de couverture. Ils ont
cependant des utilitez en propre
pour la guériſon des maladies,
& ce ſont ces utilitez que l'on
eſſaye ici de remettre en valeur.
Les plus vulgaires en ont, com-
on vient de le voir, qui ſont
même eſſentielles pour la réüſ-
ſite des purgatifs, parce qu'elles leur préparent les voies,
qu'elles leur facilitent les en-
trées, & les concilient avec les
ſolides, qu'elles apprivoiſent &
aſſjettiſſent à leur action. Mais
il eſt des *alterants* d'un ordre
ſuperieur, qui à eux ſeuls preſque font toute la Medecine,
puiſqu'ils guériſſent principalement par eux-mêmes. Ce ſont

les *ſpecifiques* de different genre, les *febrifuges*, les *antiſcorbutiques*, les *antiepileptiques* &c. tous remedes que la Medecine tient pour ſouverains dans la cure de pluſieurs graves & dangereuſes maladies. Au ſurplus, s'il en étoit un, lequel dans toutes les maladies fut plus ſûr dans ſes effets, moins dangereux dans ſes ſuites, plus univerſel dans ſes ſuccès que tous les *purgatifs*, les *fondants*, les *émetiques*, en un mot que tous les *évacuants*, un pareil *alterant*, Monsieur, vous paroîtroit-il rien moins, qu'un chef-d'œuvre de l'Art, ou la merveille de la Medecine ?

Cette idée paroît exagerée, parce qu'elle ſemble promettre plus, à ce qu'on croit ordinairement, que ne ſçauroit tenir aucun remede ; cependant les avantages connus de l'*Opium* ſont ſi nombreux, & ceux dont il eſt capable vont ſi loin, qu'on feroit prefque tenté de le croire propre à toutes les maladies ; peut-être même en feroit-il déja à ce point de profperité, & la Medecine à ce dégré de perfection, fi la prudence avoit fait pour lui dans la pratique, ce que la témerité ou la préfomption a fait entreprendre pour les *évacuants*. Un peu plus d'ufage donc de *l'Opium* ou des *narcotiques*, auroit apparemment valu à la Medecine la découverte & la poffeffion d'un remede fi heureux, fi puiffant, fi univerfel. Mais feroit-il trop tard pour lui faire réparer cette faute ? Manque-t'elle même d'affez d'obfervations pour mettre à fon profit, ou recueillir le fruit de tout ce que l'hiftoire, la raifon & l'ufage nous ont confervé là-deffus ? Rien d'imaginé n'entrera dans ce que je vais avoir l'honneur de vous expofer ; MONSIEUR, car je cherche non à vous surprendre, ni le Public, devant qui vous me traduisez pour lui rendre compte de ce que j'ai médité ou appris là-dessus, mais je veux m'instruire avec tout le monde, pour me rendre utile à la santé des hommes, dont un Medecin est si singulierement & si capitalement chargé. Je ne vous demande rien, Monsieur, que d'abandonner les préjugez publics qui sont tous contre moi, & en vous mettant au-dessus des frayeurs calomnieuses qu'ils ont répandu sur les qualitez de l'O-pium, de démêler l'usage de l'abus; car devenu trop celebre par ses malheurs, il est demeuré négligé dans ses succès.

La consommation prodigieu-se d'Opium qui se fait dans les vastes Empires de Perse, de Turquie, aux Indes, en Egyp-te, & delà en Europe, forme un merveilleux préjugé en sa fa-

veur. Car eſt-il poſſible de penſer que tant de peuples entiers
ſe paſſionnent pour un poiſon
comme on appelle l'Opium ?
Eſt-il imaginable que d'anciennes Nations (ᵃ) ſe ſoient aveu-
glées au danger de leur vie pendant autant de ſiécles qu'elles
ont d'antiquité, juſqu'au point
de prendre tous les jours trois
dragmes de poiſon, car c'eſt la
doſe d'Opium qu'ils prennent
par jour. Cet uſage eſt parmi les
Indiens auſſi ancien qu'eux-mêmes. (ᵇ) Il eſt même ſi utile à ſes
Nations & ſi indiſpenſable que
l'abſtinence ou la privation d'O-
pium pendant peu de jours les
jettent en d'affreuſes maladies. (ᶜ)
Après cela faut-il s'étonner de
l'énorme commerce qui s'en fait
en Orient, juſques-là qu'il s'en
tire de l'Aſie, de *la Natolie &*
la Cilicie, les charges entieres de
cinquante chameaux qui le portent aux Indes ou ailleurs. Mal-

(a) V. *Bontius. Medii. Indorum fol. 13.*

(b) *Ibid.*

(c) V. *p. Alpinus. de Mediic. Ægyptior fol. 89.*

gré même l'injuſte décri où il
eſt en Europe, il en vient tous
les ans de *Smirne* par Marſeille
en France, quatre mille livres au
moins de peſant : (ᵃ) Mais n'en
paſſe-t'il point en *Eſpagne* , en
Portugal , en *Hollande* , en *An-*
gleterre , & dans toute l'*Allema-*
gne ? & alors ne vient-il point
évident que la conſommation
de l'Opium eſt étonnante ? Seroit-ce donc que toutes les Nations du monde auroient toutes conſpiré leur propre perte,
en ſe concertant enſemble pour
s'empoiſonner elles-mêmes , &
les autres qui voudroient ſuivre
leur exemple ? Car il n'en eſt pas
de l'*Opium* comme de quantité
d'autres drogues , qui ſont employées dans les teintures , dans
la peinture , & dans pluſieurs
ſortes d'ouvrages , l'*Opium* eſt
tout pour la bouche ; du moins
uniquement ou pour guérir des
maladies , ou pour les prévenir.

(a) Voyez le Dictionnaire du Commerce.

Enfin si l'on s'étoit aperçû de la prétenduë qualité maligne ou mortelle de l'Opium dans l'usage commun ou general (car les pauvres eux-mêmes en Orient ont le leur, qui est plus grôssier & moins cher que celuy des riches) les Loix si attentives à la conservation publique, se seroient-elles oubliées, ou contenuës dans le silence, si on avoit vû que l'Opium empoisonnât?

Les recoltes ou moissons abondantes de pavot noir & blanc, dont on ensemence les terres dans les païs d'où nous vient l'Opium, sont des preuves bien sensibles de l'étrange consommation qui s'en fait dans le monde ; car les campagnes (a) y sont couvertes de pavots, comme le sont de bled & de vignes celles de l'Europe ; desorte que les Habitans y ont des arpens de pavots, comme nos Païsans en ont de vignes. A ceci si l'on ajou-

(a) V. p.
Alp. de
Medici-
næ Ægy-
ptiorum
p.

Vvedel.
opio. c.
p.

te

te cette reflexion que l'Opium ne s'employe ordinairement que par grains, l'on comprendra comment quatre mille de pesant d'une matiere comme l'Opium, qui ne se donne que par grains, devient une quantité plus consi-derable, que quarante mille li-vres de pesant d'une autre qui se donnera par onces ou par gros. Il n'est donc pas douteux que la consommation de l'O-pium ne soit prodigieuse, or que dans un nombre si grand de gens qui prennent de l'Opium, ou qui s'en soulagent, il ne se soit pas remarqué pendant tant de sie-cles qu'il tuë le monde, ou qu'il y ait été pernicieux ; rien peut-il plus parfaitement *l'innocenter* ou mieux en disculper l'usage.

Il est pourtant vray, Mon-sieur, que l'on entend dire & qu'on lit ce reproche ordinaire contre l'Opium. Les peuples, dit-on, qui sont dans l'usage d'en

prendre habituellement, deviennent lourds, pefants, ftupides
& cacochymes. Mais cela fut-il
auffi exactement vray qu'on
le publie inconfiderément, une
drogue eft-elle refponfable d'un
abus qu'on en fait? le vin ou
les liqueurs, quand on en abufe,
n'ont-ils point en Europe les
mêmes inconveniens? ne font-
ils point de jeunes gens des hommes ufez, pâles, mourants, *bla-
fez;* tous gens *cachectiques*, *hy-
dropiques* enfin? tant il eft vray
qu'il n'eft rien qui faffe plus ordinairement des langueurs, des
dégoûts, des boufiffures, enfin
des hydropifies que l'ufage in-
difcret des boiffons vineufes.
Faudra-t'il donc pour cela prof-
crire le vin, parce qu'on en
abufe, ou en le regardant comme dangereux, rappeller l'ancienne coutume, où la Loy qui
n'en permettoit la vente que
dans des Boutiques, & par les

mains des Apoticaires ? Ce fera donc uniquement à l'abus de l'Opium qu'il faudra s'en pren-dre, s'il y a des inconvenients, mais le blâme ne doit pas retom-ber fur fa qualité, ni eftre im-puté à malignité de la part de l'Opium. *Et profectò infignis eft ofcitantia, ifta quæ in abufum me-dicamenti dicuntur, in ufum no-biliffimi inter omnia pharmaci re-ferre, fine fundamento fæpè, ac fcholis fine experientiâ.* (a) Mais encore cette prétenduë qualité de l'Opium de rendre les gens ftupides, eft defavoüée par un Medecin de nom fur ces matie-res, parce qu'il a été témoin oculaire de l'effet de l'Opium fur des peuples qui en font un continuel ufage. *Inquit Garcias ab ortu eos qui opio utantur dormi-tandos videri, tamen nil minus quam ftultæ funt hæc nationes in mercaturis exercendis,* (b) &c. Au furplus la vertu fomnifere ou

D ij

(a) Bon-tius de Me c. Ind rum fol. 3.

(b) *Idem ibid.*

assoupissante dans l'Opium, luy
seroit-elle bien essentiellement
attachée ? Certes du moins n'est-
ce point celle que les Orientaux
y cherchent, eux qui le prennent pour se mettre en bel humeur, pour se donner de la
gayeté, & pour se procurer de
gracieux sommeils. Ces vûës ré-
pondent à ce qu'on observe en
pratique sur les malades, car
quelques-uns d'entre eux se tiennent éveillez sans dormir, après
avoir pris de l'Opium, mais alors
ils se trouvent dans une quiétude
d'esprit & dans une satisfaction
interieure si parfaite, qu'ils se
croyent, disent-ils, dans *un pa-*
radis. Du moins est-ce mal connoître l'Opium, que de n'en
attendre que du sommeil. M^r.
Freind si habile en tant de choses, avertit que l'Opium donné
en petite dose a de grands avantages pour la guerison de fâcheu-
ses maladies, parce que comme

il le fait observer par les injections qu'il en a faites, il attenuë le sang, le développe & le rend fluide. Les Orientaux par leur propre experience, en ont jugé de même, en le tenant pour un puissant digestif. *Opium... calorem (ventriculi) valde fovet, auget, ac roborat, & adjuvandam coctionem cæteris omnibus sine dubio præstat.* (a) Par ce moyen il fait un sang leger, souple, & suffisamment affiné, pour en circulant rouler aisément par tout le corps. Il fait donc autre chose que faire dormir. Une raison sortie des Ecoles en a donné une autre idée, en autorisant l'opinion fatale qui l'a declaré poison. Pour cela ayant prononcé que c'étoit une drogue souverainement froide, elles l'ont fait compter parmi les poisons de cette espece. Aujourd'huy qu'on est revenu de cette Philosophie, l'attribution de poison devroit

(a) *V. Alpin. de Medic. Ægyptior.* 118.

eftre tombée d'elle-même. Cependant la Phyfique moderne,
toute affociée qu'elle eft, avec
la Chymie pour fcruter l'effence
des chofes, n'a gueres plus favorablement prononcé fur la nature de l'Opium ; car fous des
termes differens à la verité du
froid & du chaud, elle en a porté
un jugement auffi peu jufte, &
auffi déplaifant. Un *fouphre narcotique*, dit-elle, qui abonde en
ce mixte en fait la vertu, mais
une vertu maligne & *de letere*,
difent les adverfaires de l'Opium,
parce qu'un fouffre de cette nature, étouffe & fuffoque les efprits, cette partie étherée, luci-
de & fpiritueufe du fang, en qui
elle fait la vie ; parce que ce
fouffre comme une fuye graffe
& aleagineufe, bouche, enduit
ou crépit les tuyaux nerveux.
Mais comprenez-vous, Mon-
sieur, vous en qui fe trouve
tant de droiture dans le cœur,

& tant de juſteſſe dans l'eſprit,
ce que c'eſt que ce ſouffre narcotique ? Sied-il à une Phyſique
châtiée dans ſes expreſſions d'employer des termes, qui renferment une pure *petition de principe?*
Car de bonne foy dire que l'O-
pium fait dormir par ſon ſouffre
narcotique, n'eſt-ce point répondre que l'Opium fait dormir,
parce qu'il a une vertu aſſoupiſ-
ſante ou *dormitive.* D'ailleurs
accordez - vous, Monsieur,
que ce ſoit bien s'y prendre que
de chercher dans la *décompoſi-*
tion d'un mixte, une vertu qui
n'y eſt que dans l'ordonnance,
la poſition & la tiſſure de ſes
parties? Cette vertu eſt un *mode*
de ſubſtance, une maniere d'ê-
tre ou de ſituation dans les parties qui compoſent cette ſubſtance, & l'on commence par détruire ce *mode* en *décompoſant* les
parties ; & de ce démembrement
d'un mixte on veut tirer une

D iiij

vertu qu'il ne tenoit que de l'ar-
rangement de ses parties qu'on
a désunies. Un assemblage de
tête, de pieds, de mains, &c,
de chacun mis à sa place, dans
son ordre & dans ses propor-
tions, represente un corps, mais
ce corps se perd, ou devient mé-
connoissable dans ses propres
membres désunis, parce qu'ils
sont sortis de leur ordonnance ;
tout de même un mixte *analisé*
est un corps démembré, dont
les parties ayant perdu l'arran-
gement qu'elles avoient dans le
tout qu'elles composoient, en
perdent les proprietez avec la
ressemblance.

Peut-être trouverez-vous,
MONSIEUR, que dans un siecle
comme le nôtre, où l'on a changé le langage des qualitez de
chaud & de *froid* en celuy de *sel*
& de *souffre*, d'*acide* & d'*alkali*,
on se soulevera contre une étiologie, où il n'est fait mention ni

des uns, ni des autres. Quels nouveaux Dieux, dira-t'on, nous annoncent ces *modes* de *substance*? Ces manieres d'être ou d'être situez en certain sens, qui vont tout faire en Medecine? car les voilà déja presque anno-blies par l'honneur qu'on leur défere de l'explication des mer-veilleux effets de l'Opium, dont les raisons seroient échapées à la sagacité de la nouvelle Phy-sique?

Mais les termes de *modes* ou de *modifications* de matiere ne fu-rent-ils point du goût de la nou-velle Philosophie? ce sont donc des notions seulement negligées que l'on rappelle icy, parce qu'en effet elles meritent mieux d'être mises en œuvre, que les *sels* les *sou-phres* &c, qui souvent ne sont que d'après coup dans les choses, ou comme des êtres postiches, parce qu'ils ne sont pas de l'essence des *mixtes* dont on les tire, mais seu-

D v

lement des *concretions*, des alliages & des combinaisons étrangeres à ce *mixte*. Au contraire les
modes de substance, ou les *modifications* de matiere dans les parties dont les *mixtes* sont composez, retiennent en détail l'essence
qui est en gros dans le tout du
mixte. Au surplus, MONSIEUR,
il peut être permis à un Medecin
d'employer dans des *étiologies*,
pour les rendre utiles, & les mettre au niveau du bon sens,
qui est celuy de la nature, des
notions & des termes, qui sans
rien emprunter d'ailleurs, & ne
supposant rien, sont tirez du
fond de la chose qu'on explique;
& qui en expliquent nuëment &
simplement la nature. Souffrez
là dessus, MONSIEUR, un petit
essay qui pouroit effaroucher des
imaginations prévenuës, mais
qui peut-être n'allarmera point
des esprits attentifs & raisonna-
bles comme le vôtre.

La vertu assoupissante de l'O-
pium, qui a tant décredité sa
qualité somnifere & calmante,
l'a rendu suspect de poison ; car
l'on n'a pû se persuader qu'un
effet si prompt, si prodigieux,
& tant ressemblant à la mort, ne
fut celuy d'une drogue mortelle.
Mais l'assoupissement étant par
rapport à l'Opium, ce qu'est
l'enïvrement par rapport au vin,
on ne doit point luy rendre propre un crime qu'il n'a point de
nature, & qui n'est que celuy de
l'ignorance & de la temerité.
L'Opium n'est donc responsable
que de sa vertu specifiquement
calmante & anodine, & là dessus
il trouve en soy-même dequoy
justifier le merveilleux des effets
qu'il opere, sans encourir le
soupçon de prestige, ou de quelque art secretement malin. En
effet, la Chymie qui découvre
dans l'Opium un *souffre narcoti-*
que, n'y fait-elle pas aussi voir

D vj

un *volatil* très-abondant ? Suivant donc l'analyse de ce mixte,
il est prouvé, comme il a déja
été dit cy-devant, qu'il n'en est
guere dont l'on ait tiré plus de
volatil que de l'Opium. Il paroîtroit même qu'il n'est qu'un
assemblage de parties spiritueuses & aëriennes, puisqu'il se développe presque tout en vapeur:
l'Opium donc resout dans les entrailles devient comme une nuée
d'atomes insensibles, qui péné-
trant soudainement le sang, le
traverse promptement, pour avec
le plus fin de sa lymphe s'aller
filtrer dans la substance corticale
du cerveau. Tout cecy, Monsieur, a déja été touché, mais
on peut encore en tirer dequoy
laver l'Opium du soupçon de
poison, & on ne peut trop insister
pour sa justification là-dessus.

Une premiere observation y
servira singulierement, c'est de
faire remarquer que la qualité

somnifere dans l'Opium n'eſt pas la principale, qu'elle n'y eſt même qu'accidentelle, la ſuite & l'effet d'une autre qui le rend ſouverainement utile pour la gueriſon des maladies, & c'eſt celle-cy dont l'on eſt principalement occupé dans ce petit Ouvrage.

Cette nuée d'atomes que l'Opium porte dans le ſang, eſt une nuée d'eſprits *élaſtiques*, ou de petits reſſorts, qui ſe répand dans toute ſa maſſe, qui la pénetre & paſſe ainſi dans les nerfs; & cette qualité *ſpiritueuſe élaſtique* eſt un *mode de ſubſtance*, ou une maniere ſinguliere d'être dans ces atomes, qui opere ce paſſage à travers tant de vaiſſeaux ſans agitation & ſans trouble. Des eſprits *ſalins*, ou des *ſels ſpiritueux*, quoique *volatils*, ayant de la *gravité* ou du poids, de la maſſe & de la dureté, auroient pris de l'impetuoſité, avec laquelle heurtant ſur leur chemin les parties integrantes des fluides & les fibres des solides, ils auroient excité des mouvemens dans le sang, & des ébranlemens dans les nerfs. En effet, à l'approche de ce *volatil* volage & impétueux, la masse du sang, enflée par ces esprits turbulents, seroit entrée en *turgescence*, & les nerfs heurtez par ce volume & son impulsion se seroient roidis & contractez. Une autre sorte de *modification* de particules spiritueuses qui composent l'Opium, prévient tous ces inconveniens, les esprits qu'il répand dans le sang sont des parties legeres, fines, *levigées*, non salines, parfaitement polies, lesquelles comme des brins d'un duvet mince, leger & imperceptible, élastiques cependant, s'insinuent sans trouble & pénetrent sans violence ; mais aussi comme du duvet polies & minces, elles s'appliquent d'une part aux surfaces

auffi polies des parties membra-
neufes, de la même maniere que
deux fuperficies parfaitement ap-
planies fe collent l'une à l'autre ;
& d'autre part elles fe mêlent
avec le fuc nerveux, l'animent
& le renouvellent. Comme donc
des particules aëriennes & élaftiques qui fe confondent dans ce
fluide (aërien & élaftique luy-
méme) elles le rectifient & le
corrigent, & comme des brins ou
lamelles de reffort fur-ajoutées
à celles des membranes, elles en
affermiffent le *ton* ; car alors le
double reffort des folides & des
fluides eft remis en force & en
regle par celle que luy reftituent
ces efprits élaftiques. C'eft que
ces efprits demeurez dans l'O-
pium, fideles dépofitaires de l'efprit de vie que le Createur leur
a imprimé, ils portent avec eux
& en eux les principes créez &
naturels de toute *ofcillation*, &
en rétabliffent même la vertu,

l'ordre & les directions quand
elle en eſt ſortie. Car enfin ce
fut à un arbre (l'arbre de vie)
que le Createur confia par pre-
ference un eſprit vivifiant, qui
préſervant la ſanté, devoit pré-
ſerver de mort l'homme, s'il fût
demeuré innocent, & peut-être
ſera-ce auſſi à une plante qu'il
aura confié l'eſprit qui doit rendre la ſanté à l'homme devenu
pecheur.

Pardonnez-moy, MONSIEUR,
cette conjecture que je hazarde
& que je ne me permets, que
parce qu'elle vient naturellement à mon ſujet. Au reſte tant
de bien n'eſt dû qu'à la maniere
d'être, à l'inſtitution ou à la modification naturelle ou innée des
parties ſpiritueuſes de l'Opium;
une ſemblable reparation n'eſt
rien moins qu'un renouvelle-
ment de puiſſance dans les or-
ganes du corps, une reſtitution
de l'ordre, & un rétabliſſement

de la regularité perduë dans les
oscillations : enfin un applanisse-
ment & une égalité renduë à la
circulation & aux mouvemens
des solides : en faut-il davantage
pour faire une guerison ? & c'est
ainsi que l'Opium l'opere. La verité de ces guerisons est confir-
mée par le sommeil qui succede ;
& le calme en est comme le sceau,
parce qu'il devient la preuve du
rétablissement de la circulation
du sang & des esprits, qui a repris
son niveau ou son uniformité.
En effet, la vertu systaltique
étant rentrée dans son ordre,
parce qu'elle est rentrée en regle
& en cadence, les parties reprennent leur *ton*, & les vaisseaux
leurs diametres ; en consequence
les oscillations se reforment, &
les directions se redressent ; les
congestions dans le sang, les *stases*
dans le suc nerveux, les delais
& les ralentissemens cessent par
tout, & se dissipent tant dans les

nerfs que dans les arteres : enfin
de cette liberté renduë, ou de
cette aifance univerfelle operée
par l'Opium dans toutes les parties n'ait ce calme dans toutes
les parties de l'œconomie animale qui fait le fommeil.

D'autres narcotiques que l'O-
pium produifent au lieu de ce
calme ou d'un doux fommeil,
des troubles, des inquietudes,
des convulfions, & de mortels
affoupiffemens ; & cette difference vient de la diverfité de *mode*
de fubftances dans ces mixtes.
Dans les uns c'eft un virus narcotique, confiftant dans un *volatil* farouche, indompté & fou-
gueux de parties acres, falines,
& impétueufes ; ce feront, fi l'on
veut, des efprits élaftiques, ou
des refforts fpiritueux, mais qui
pour ainfi dire tiennent d'une
trempe aigre, dure & feiche,
dont la force n'eft que pour heur-
ter ou pour nuire, tandis que
tout eft doux & flateur, ou mol

dans l'Opium , parce que son
volatil consiste en des atomes
minces, déliez & unis, d'un ressort mol qui agit sans blesser, &
se déploye sans violenter. Après
cela seront-ce des souphres ? ils
seront impurs dans ces narcotiques, mal digerez, grossierement
cohobez ; au lieu que dans l'O-
pium ils se trouveront affinez,
applanis, & parfaitement *dulci-*
fiez. La diversité des sucs dans
les mixtes fait la varieté de ces
souphres, car dans les uns, ces
souphres filtrez à travers des
filieres lâches & molles , ont
charié avec eux des parties an-
guleuses, aigres, dures ou tran-
chantes ; dans l'Opium au contraire ces souffres passez & re-
passez par des couloirs fermes &
étroits, ou des filieres serrées,
ils se feront amoindris, amolis,
dépurez comme à travers un
chamois bien choisi. Or par la
même raison que des particules

qui ne fe fubtilifent & ne s'affi-
nent que pour fe faire des angles
& des pointes, font des poifons
mechaniques & travaillez, parce
qu'ils font de la façon de l'art,
(comme il arrive aux diamants
& au criftal de montagne, dont
les poudres quand elles font bien
fines, font de mortels poifons;)
tout de même les fucs de ces
narcotiques empoifonnez ne s'affinant en circulant dans les vaiffeaux de leurs plantes que pour
déveloper l'acreté de leur volatil, & contractant comme un
empyreume, le rendre difparat,
turbulent & impétueux, deviennent auffi de tres dangereux poifons; car enfin que ces parties fubtiles du virus narcotique
foient des atomes tant fins & tant
fpiritueux, & même tant élaftiques qu'on voudra les concevoir,
elles en feront d'autant plus mor-
telles, parce qu'elles ne font ni
du mode, ni de la condition des

parties fpiritueufes, molles & legeres qui font dans l'Opium ;
difcordantes donc *d'ofcillations*,
qu'elles ont contraires ou oppo-
fées à celles qui font dans les
fluides & dans les *folides*, elles
doivent les troubler, les défunir,
& détruire même les rapports
& les convenances reciproques,
ce qui eft faire office de poifon,
& caufer la mort.

De cette uniformité de nature
ou de cette reffemblance reciproque dépend la fureté ou le
fuccès de l'Opium, car de là
vient la meilleure facilité qu'ont
les Orientaux d'en ufer habituellement fans danger, quoy qu'en
grande dofe, * puis qu'ils en
prennent plus de gros que nous
n'ofons en prendre de grains.
Leur regime eft fobre, leur vie
frugale ; ils font donc moins de
fang, & ce fang eft leger, peu
fubftantiel, rarefié, ou d'une
confiftance peu denfe, non ferrée,

* *V. Alpin. de Medicina Ægyptior.*

meable par consequent & facile à traverser. Leurs corps sont grandement transpirables, car la peau percée naturellement par des millions de pores toujours ouverts dans les Orientaux, se prête particulierement en eux à une abondante transpiration, d'autant plus que l'air chaud de ces pays, leger & rarefié comme il est, pese moins sur la surface des corps qui en est moins pressée. Dans cette disposition où tout est mol, fluide & ouvert, l'Opium entrant dans le sang y déploye mollement son volatil, qui ne trouve point de resistance dans un fluide, lequel ayant moins de masse ou de poids, que d'expansion ou d'étenduë, se laisse plus soudainement traverser, arrivé donc promptement & porté legerement dans les nerfs, il y rencontre un suc lymphatique, mol, aërien, homogene par consequent à sa nature,

tandis que le fang plus excité
que troublé, tranfmet à la peau
ce que ce volatil en aura préparé & détaché ; & la peau luy
ouvre autant de foupiraux qu'elle a de pores. Cette marche
fouvent frayée en devient très
facile, & les iffuës de la peau
continuellement ouvertes , entretiennent l'aifance de ces tra-
jets perpetuels. C'eft ainfi que
l'effet de l'Opium dans le corps
des Orientaux devient comme
un jeu de la nature, qui s'en fert
pour digerer, cuire & dépurer
le fang par le moyen de la
tranfpiration , la plus utile & la
plus copieufe des évacuations du
corps humain. Mais en cela paroît la feureté de l'Opium , parce
que fon action bien ménagée fur
le fang eft une digeftion douce,
laquelle comme un bain de vapeur, exhale à l'habitude du
corps ce qu'elle a préparé.

Cette maniere d'operer de

l'Opium se conçoit clairement
par celle des sudorifiques, car
ce sont de part & d'autre des
matieres volatiles, mais dont les
particules dans les sudorifiques
ayant plus de surface & de masse,
agissent d'une maniere plus sensible sur le sang, parce qu'elles
le remuent avec plus de troubles ; mais de là viennent les
dangers des sudorifiques, car
ce sont des corpuscules plus sub-
stantiels, moins attenuez, moins
applanis , moins levigez , qui
coulants moins legerement entre
les parties fibreuses du sang,
peuvent s'y embarrasser, & l'a-
gitant avec violence l'enfler &
le gonfler sans l'ouvrir, sans le
pénetrer & sans le traverser.
Alors le sang poussé sous un gros
volume, & ainsi emporté vers
l'habitude du corps où les arteres capillaires vont en se retref-
sissant, il s'y rallentit, & donne
occasion, naissance & matiere à
des

des *congestions* phlegmoneuses
dans le sang. Celuy-cy rencon-
trant ces digues dans les extremitez des vaisseaux, tourne son
courant & son impetuosité vers
le centre du corps, sur les visceres eux-mêmes, & ces visceres
deviennent le théatre de mille
maux, ou les foyers & les sieges
d'inflammations, de dépôts,
d'abcès enfin, qui terminent
malheureusement & trop souvent les maladies qu'on a traitées
par les sudorifiques. Ces malheurs viennent d'une difference
de *mode* ou de *modification* dans
les matieres spiritueuses qu'on
employe, car quoy que très
subtiles les unes & les autres,
elles ont chacune sous leur petit
volume plus ou moins de gravité,
de poids, ou de legereté, parce
qu'elles font plus ou moins mas-
sives ou substantielles, & pour
cela elles deviennent plus ou
moins insinuantes, ou pénetran-

E

tes. Mais ce qui fait voir la singu-
larité de *mode* dans la substance
de l'Opium, c'est qu'il se dissout
dans tous les differens *menstruës*
(ª) où on le mêle, *aqueux*, *sa-*
lins, *sulphureux* ; comme si par là
la nature avoit voulu avertir
d'un fond de vertu universelle
qu'elle y auroit renfermé. Mais
par cette même raison il devient
singulierement propre à se mêler
dans le sang sans l'agiter, sans
le violenter, sans le confondre,
sans l'alterer ; car comme s'ils
étoient faits l'un pour l'autre,
ils s'associent volontiers, se ma-
rient d'inclination, s'unissent
sans choc, sans émotion, sans
le trouble des autres remedes ;
car de ceux-cy les uns trop
actifs portent trop de ressort ou
d'impetuosité dans le sang, d'autres trop *fixes* l'appesantissent,
d'autres trop *salins* le conden-
sent ; des *acides* le *coagulent*, des
urineux le *rarefient*, des *alkalis*

le diſſolvent & le déſuniſſent ;
l'Opium ſeul luy eſt *homogene* ou
analogue. Seroit-ce parce que le
ſang abonde en *lymphe* ou en *ſe-*
roſité, parce que l'Opium en demande dans le ſang, (a) à faute
de quoy il ne réuſſit point, ou il
tourne à mal ; c'eſt pourquoy les
Praticiens qui ont le plus manié
ce remede, remarquent qu'il
manque ſouvent quand les corps
ne ſont point ſuffiſamment hu-
mectez. *Nobis certò ex praxi &*
creberrimà obſervatione innotuit,
Opium non operari , niſi ſerum
ſit in ſanguine proportionatum. (b)
Cette raiſon, MONSIEUR, ne
ſeroit-elle pas celle pourquoy les
Narcotiques réuſiſſent aujour-
d'huy ſi rarement dans les mains
de ceux qui ſe livrent, ou leurs
malades, aux *ſudorifiques*, aux
fondants aux *émetiques*, aux *pur-*
gatifs ? parce que le ſang des malades qui eſt paſſé par cette éta-
mine, dépoüillé de ſa *lymphe*,

(a) *Ibid.*
p. 45.

(b) *Trve-*
del opiol.
p. 45.

E ij

est dépourvû du vehicule né de l'Opium, qui ne se résout si bien dans quelque suc du sang que ce soit, que dans sa partie blanche, ou sereuse; *ut serum alimenti, ita opii est vehiculum.* (ª) Celle-là même dont se forme le *suc nerveux*, cette rosée lymphatique qui se filtre dans les nerfs, sur lesquels en effet l'Opium agit singulierement.

Après cela l'on comprend comment l'Opium peut paroître devenir poison en certains temperaments. Ce seront ceux, par exemple, en qui l'excèsdu vin ou des liqueurs vineuses aura perverti la qualité onctueuse, douce & legere de cette lymphe, ou du suc nerveux, qui étant devenu *salin* se trouve alors en contrarieté avec l'Opium, qui ne l'est pas. Celuy-cy donc mal assorti avec ces sucs, les altere, les gâte, les corrompt, & rompt en même-temps le lien de la vie. Par là l'on voit l'imperitie, en matiere d'Opium, de ceux qui ne l'affocient, en le donnant, qu'à des liqueurs chaudes, feches, aromatiques, tandis qu'il ne s'accomode de rien tant que des chofes aqueufes. Une autre bévûë eft de croire que l'Opium n'eft bien fûrement corrigé qu'en l'alliant avec des drogues fpiritueufes, falines & piquantes. Ce fut l'effet de la miferable opinion qui donna l'Opium pour une drogue fouverainement froide, mais le foin malentendu des Chimiftes, qui ont copié cette malheureufe Philophie les a égaré encore bien davantage en leur faifant imaginer mille procedez inutiles pour corriger l'Opium. Les uns ont été pour le purger de fon fouffre narcotique, d'autres pour brider ce fouffre ou en reprimer la malignité ; tous artifices qui pour la plûpart ne font que des

E iij

inventions ingenieuſes ou d'arti-
ficieux raiſonnements, pour ap-
prendre à corriger un fantô-
me de ſouffres malins ; travaux
ſuperflus , entrepris en pure
perte , puiſque l'Opium n'a
rien à corriger , & qu'il peut-
être donné ſans préparation ,
au ſortir des mains de la nature.

Cependant , MONSIEUR ,
comme s'il avoit fallu que l'O-
pium fît ſes preuves d'innocen-
ce , il s'eſt vû pendant des ſiécles entiers ou à la torture du
feu , ou livré à la rigueur des
examens de ſes plus cruels ad-
verſaires , qui n'ont conſenti à
le tolerer qu'après l'avoir ſeve-
rement châtié pour des crimes
ſuppoſez. *Galeniſtes* donc , *Chy-*
miſtes , anciens , modernes , tous
ſont convenus du genre de ſon
ſupplice ; la peine du feu a été
pour lui de tous les temps , de
toutes les ſectes , car tous preſ.

que fe font accordé ou à le faire *évaporer* à une chaleur douce , ou à le *rarefier* par un feu
actuel; les plus moderez fe font
contenté du *potentiel* qu'ils lui
ont fait fouffrir , en l'obligeant
à fe confondre ou fe mêler avec
le *poivre* , le *gingembre* , *l'euphor-
be* même. Etrange fauve-garde
pour la fanté ! Plufieurs dans
ces derniers temps l'ont quitté
à meilleur marché , l'obligeant
feulement à quelques *ablutions*
nommées *folutions* , *purifications* ,
féparations , jufqu'à ce qu'enfin
quelques-uns l'ont pleinement
abfout, en prononçant en faveur
d'un bon Opium , bien net, bien
franc , non mêlé , non frelaté
(car quelques contrées le mé-
langent, & le meconium eft une
autre forte de falfification.) Un
Opium , difent-ils , bien naturel n'a befoin d'aucun correctif;
il fe fuffit à lui feul ; & lui feul
fuffit à la guérifon. Mais en fal-

E iiij

loit-il, Monsieur, d'autres preuves que l'experience des Nations entieres & de vastes Païs (a) où l'Opium se prend sans autre précaution ou autre préparation que celle que la nature a employée en le travaillant dans la plante? Certes un exemple si familier, une coûtume si étenduë, un usage si universel, & dont l'on n'a vû nul inconvenient, forme une conviction irrefragable en faveur & à la gloire de l'Opium, en démontrant qu'un remede si puissant & si énergique, qui nait tout préparé & bon à prendre au sortir du sein de la nature, est un present de sa pure liberalité, exempt par conséquent de tout sujet de méfiance.(b) Car enfin les Orientaux en usent ainsi, eux qui ne brûlent, ne lavent, ou n'alterent en aucune maniere l'Opium qu'ils recueillent. Ils le mâchent sans précaution, & leur pleine

(a) V. *Alpin de Med. Ægypt.*

(b) *Helmont. de lithiasi donum creatoris specificum.*

Fernel Meth. l. 6. c. 1. ad omnia longe efficacissimum.

foi en ce remede est récompen-
sée par un fond de sécurité &
de quiétude d'esprit qu'il leur
procure, de courage enfin & de
joie (a) qu'il leur vaut, & qui fait
de ces peuples des hommes sages & habiles en paix, & des
braves en tems de guerre. (b)

    Par tout ceci, MONSIEUR,
Il devient du moins évident,
que de toutes les préparations
de l'Opium la seule préferable
ou necessaire est la plus simple,
qui ne doit servir qu'à le purger des impuretez qui s'y seroient mêlées, ou à le séparer
des matieres étrangeres, avec
lesquelles on l'auroit sophistiqué.
Mais il est une autre préparation à l'usage de l'Opium plus
interessante, indispensable même, parce que d'elle dépend le
bon & le mauvais succès de ce
remede ; c'est la préparation du
malade & de la maladie, où l'on
veut l'employer ; & en cela con-

E v

(a) V. *Alpin de Med. Ægypt.*

(b) V. *Bontius Medi. i.a Inder.*

fifte toute la fûreté du Medecin dans l'adminiftration de l'O-pium. L'exemple des Orientaux & la maniere dont l'Opium ope-re, font comprendre le fond ou l'effentiel de cette forte de pré-paration. Le fang des Orien-taux eft leger , peu denfe dans fa tiffure , point compact dans fes fibres ; & fa lymphe partici-pant des mêmes qualitez , fait avec lui un volume qui n'oppo-fe ni trop de maffe à pénetrer, ni trop de réfiftance à rompre pour un remede qui aura à le traverfer promptement. Cette difpofition eft celle ou doit-être le fang d'un malade , à qui l'on veut donner de l'Opium ; dif-pofition d'ailleurs dépendante des temps de la maladie dans lef-quels le fang eft plus ou moins digeré , plus ou moins épais , plus ou moins abondant. Les re-gles donc pour donner l'Opium avec fuccès doivent fe tirer de

ces circonftances , & un Medecin doit fçavoir y amener une
maladie afin de placer l'Opium
à propos. L'abondance du fang
qui le tient entaffé dans fes fucs ,
& ferré dans fa tiffure, s'oppofe
directement à ces heureufes con-
ditions, & parce que la *plethore* fe
trouve principalement dans les
commencements des maladies ,
où les vaiffeaux font gorgez d'autant de fucs nouriciers , qu'en
aura accumulé un malade avant
fa maladie , tant par la qualité
& l'excès des mêts fucculants ,
que par l'ufage journalier des
boiffons vineufes. C'eft alors que
l'ufage des narcotiques demande
un fçavoir faire. En effet un fang
ainfi pétri devient une liqueur
graffe , épaiffe , & fubftantielle ,
que concentre un acide fpiritueux dont les boiffons vineufes
l'auront impregné. Dans cet état
les capacitez des vaiffeaux com-
blées & empâtées bouchent tou-
E vj

tes les avenuës à tout ce qui se
presente pour y entrer , fuſſent
des choſes ſpiritueuſes qui ſe pré-
ſentaſſent , elles *s'empêtreroient*
dans cette maſſe gluante & compacte, où luttant impuiſſammént
contre des matieres denſes ,
lourdes , & maſſives , elles les
agiteroient ſans les pénetrer, elle les pouſſeroient donc tout au
plus ſous un gros volume dans
les capillaires qui vont ſe perdre
dans les viſceres, & elles y attire-
roient des *congeſtions* , des *dépôts* , des *abſcès* , des *gangrenes.*
Dans ce malheur qu'un ſpiritueux que l'on aura donné ſoit
narcotique, on s'écrira auſſi-tôt
au poiſon & à la malignité fatale des narcotiques ; la faute cependant ne ſera venuë que de la
mauvaiſe manœuvre qu'on aura
faite , en donnant de l'Opium
dans une maladie naiſſante &
dans un état de Plethore. Car ce
n'eſt pas que l'Opium ne puiſſe

fe donner au commencement
de certaines maladies. *Horstius*
celebre Medecin d'Allemagne
(lequel avec *Gesner* & *Plater* qui
vivoient au même temps, à commencé à accrediter l'usage de
l'Opium dans les maladies) rapporte qu'un de leurs fameux
Chirurgiens avoit coûtume de
commencer la cure de tous ses
blessez, en leur donnant de l'O-
pium tout d'abord, par où l'on
voit combien l'usage de ce remede étoit devenu commun ,
puisqu'il étoit déja entré dans
la pratique de la Chirurgie. Mais
cette pratique a ses loix sur lesquelles elle doit être reglée. Un
corps sain , ou sans fiévre , en
qui le sang n'est point en turgescence , & qui garde encore ses
pentes & ses directions , parce
que le *ton* des solides est encore
dans son integrité, tel qu'il étoit
dans les blessez du Chirurgien
de *Horstius*, un corps, dis-je ,

dans ces situations peut mettre
l'Opium à profit. En effet tout
favorise son operation, tant de la
part des fluides que de celle des
solides ; aussi ce Chirurgien si
habile s'en servoit-il dans ces
conjonctures, aidé apparemment
par la saignée pour prévenir les
dépôts , les fluxions, &c.

Que sur cet exemple ou dans
un même goût de pratique , l'on
donne l'Opium dès le commencement d'une maladie , dans laquelle par le regime & la saignée habilement réïterée on
aura mis ou rappellé le sang dans
ces situations , l'Opium trouvant les voies & les issuës libres,
il pourra promptement pénétrer
le sang. Car se faisant aisément
jour à travers ses globules qui
rouleront aisément & se laisseront écarter , il pourra atteindre sans trouble jusqu'au suc nerveux , le remettre dans son os-
cillation naturelle, l'y contenir ,

ou l'y préferver. C'eſt ainſi que
préoccupant le genre nerveux,
il pourra prévenir ou diſſiper l'é-
retiſme des ſolides, d'où vient la
malignité des grandes maladies.

Le regime ou la maniere de
nourrir les malades ne contribuë pas peu au ſuccès des narcotiques, & dans cette attention conſiſte une des principales regles de la methode d'employer ces remedes. En effet la
conſtitution du ſang, ſa *craſe* &
ſa conſiſtance dépendent du genre de nourriture qu'on donne
aux malades. Souvent même ces
coënes dures & corriaces dont
le ſang paroît recouvert dans
la plûpart des grandes maladies :
encore ces flocons filamenteux
ou polypeux qu'on voit floter
dans l'eau dans laquelle on a
ſaigné du pied : toutes ces marques d'alterations du ſang ſont
les produits ordinaires des boüillons ſucculents, qui ſont faits

avec trop de viande ou des viandes trop fortes , trop nourrif-
fantes ou trop cuites ; lefquelles
étant par leur nature toutes fi-
breufes , augmentent ou accroif-
fent infiniment la portion blanche du fang , ou en épaifliffent
fingulierement la fibre. Cette fibre ainfi groflie fe racourcit en
elle-même , & en ferrant fon refeau , & en retréciffant les
mailles , elle y tient enchevê-
trées les globules du fang , les
y fixe ou les y affujettit. Le fang
en pareil cas eft moins un fluide
qu'un folide enfermé dans un
autre folide , qui refifte à la force du cœur & à la vertu fyftaltique des arteres. Car la fibre du
fang eft *organique* , ou *élaftique*
née, d'où il arrive que fa contraction reffemble fort au ferrement fpafmodique ; c'eft donc
comme un reffort qui s'accour-
ciffant refferre les globules du
fang. En faut-il davantage pour

faire comprendre son épaissement & la forte résistance qu'il
oppose à tout ce qui voudroit le
traverser ? Si à tout ceci se joint
le défaut de boisson qui laissera
le sang à sec , peut-être encore
l'usage prématurée d'*aposemes
amers* , spiritueux , & desse-
chans , qui enleveront par des
sueurs forcées la partie séreuse ;
il doit en résulter une substance qui tiendra plus d'une gluë,
que d'un fluide. Dans cet état,
l'Opium si on le donnoit, outre qu'il ne pourroit pénétrer
jusqu'au suc nerveux , sans troubler ou soulever toute la masse
du sang , s'y concentreroit au
contraire , le gonfleroit & en
grossiroit le courant ; mais
n'ayant de force que pour pous-
ser le sang sous un gros volume
dans les capillaires , il l'y enga-
geroit, & comme font les sudorifiques , il occasionneroit des
sommeils phlegmoneux , lé-

thargiques ou semblables sinis-
tres accidents : on mettroit tous
ces malheurs sur le compte de
l'Opium , cependant le regime
mal-entendu en seroit responsable tout seul.

Mais ne vous étonnai-je point,
Monsieur , en vous tenant si
long-temps sur un fait de pratique qui paroît insolite ou hors
d'usage? Car, dira-t'on, est-il des
exemples d'employer l'Opium
au commencement des mala-
dies ? aussi , Monsieur , sont-
ce des pensées ou des vûës generales que j'ai l'honneur de vous
exposer, & en même-temps de
soûmettre à votre jugement.
Car quoique j'eusse là dessus
des observations particulieres ,
dont j'aurois lieu d'être content,
& qui par consequent autorise-
roient la liberté que vous me
permettez , ce n'est pourtant
point à ce titre que je prétend
accrediter l'usage des narcoti-

ques dans le cas proposé ; mais
il y a des experiences connuës,
(a) d'Opium donné avec des succès constants dans les premiers
jours des petites veroles les plus
malignes, & dans des cas les plus
desesperez de ces maladies, & ce
font des exemples qui peuvent
au moins autorifer l'examen
que je demande & que je commence fous vos yeux. J'examine
donc fi l'Opium placé avec fageffe au commencement de ces
maladies fatales , fur tout par le
nom féducteur de malignité ,
dont on affecte de les noter dans
le public , devenuës d'ailleurs
fi formidables par les malheurs
journaliers qu'operent la *faignée
du pied* , l'*émetique* & l'infidele
kermes , qu'on oppofe avec fureur
à cette malignité prétenduë ; j'e-
xamine, dis-je, fi l'Opium mis à
la place de ces infortunez remedes devenus la terreur des malades, plûtôt que des maladies ,

(a) V.
Sydenam
Morton.
Freind.

ne seroit point plus heureux
qu'eux, plus dans le goût de la
nature & de la saine Medecine?
1°. Cette pratique de l'Opium
est déja fondée sur l'usage
qu'en ont fait heureusement de
grands-Praticiens dans la petite
verole,& que d'autres ont confir-
mée sur leur exemple : sans compter tant de celebres Medecins,
qui dans leur temps ont employé l'Opium dans des cas qui
justifient celui que je propose.
2°. L'on sçait encore qu'un narcotique donné dans de grandes
fiévres accompagnées de ces
cruelles toux, ceux qui annoncent la rougeolle, guérit ces
toux, & déclare heureusement
cette maladie. 3°. Les narcotiques entrent naturellement dans
les vœux de tout le monde ; car
le cry public est pour les cordiaux, & pour les sudorifiques
dans les fiévres malignes, &
dans les maladies épidemiques,

& l'Opium passe pour un cordial & pour un sudorifique des plus sûrs & des moins équivoques. 4°. Enfin les narcotiques s'allient parfaitement avec la methode de guérir la plus exacte, avec les remedes les mieux reçus, & avec le regime le mieux entendu, le plus ancien en Medecine & le plus autorisé par les grands Maîtres. Fondé sur ces heureux préjugez, j'ose m'avancer jusqu'à répondre de la réüssite des narcotiques, pourvû qu'ils soient administrez suivant les regles & la sagesse de l'Art; parce que conformes qu'ils sont ou analogues aux loix de l'œconomie animale, ils entrent dans ces regles qu'ils copient, ou qu'ils imitent.

Ces avances, MONSIEUR, paroissent étonnantes, mais elles ne sont pas excessives; elles n'ont de grand que ce qu'elles tiennent de la nature elle-même

& de fa verité. Il faudroit d'ailleurs que des remedes fuſſent
bien peu en bonne fortune, pour
n'être point plus heureux que
ceux que je combats, & qui ne
ſont celebres que par leurs malheurs. En particulier ſi l'on
compare l'*Opium* & l'*émctique*,
on apperçoit tout d'abord de
combien le danger de l'émetique ſurpaſſe celui de l'Opium;
le ſoupçon de poiſon, qu'une
injuſte calomnie, dont il vient
d'être juſtifié, avoit répandu
contre celui-ci, ſe trouve fondé
dans l'émetique ſur la nature de
ſes effets. Ce ſont la plûpart des
vomiſſemens, des angoiſſes, &
d'étranges efforts cauſez par les
irritations d'un eſtomach furieu-
ſement moleſté; dans quelques-
uns même, des convulſions, des
foibleſſes, des lypothymies, des
ſueurs froides (car on voit des
malades tomber dans ces cruels
accidents par l'émetique) rien

reffemble-t'il tant à du poifon, dont l'acre & le cauftique font réels & montrez dans l'émetique ? au contraire le prétendu fouffre narcotique eft plus imaginé que prefent dans l'Opium, puifque fa qualité effentiellement fulphureufe eft auffi malprouvée, qu'il eft notoire & fenfible que l'Opium fe diffout très-aifément dans l'eau où les fouffres ne fçauroient fe diffoudre. Après cela la décifion devient-t'elle douteufe entre l'Opium & l'émetique, dont l'un eft brûlant, cauftique & inflammatoire, l'autre chaud, benin, & cordial ? La caufe du *kermes* fe trouve-t'elle meilleure ? On le préfere à l'émetique, on en fait le *furtout* en merite, en puiffance, en vertu ; feroit-ce en celle de brûler ? Ce feroit un étonnant avantage. Mais il n'en a point pour une : c'eft un prothée, un finge, un complaifant qui fe prêce à tout, tantôt il se rend *al-terant*, tantôt il est *purgatif* ou *émetique*, tantôt il se fait *sudori-fique*, mais tout cela de caprice & de fantaisie, car toûjours dis-simulé dans ses operations, il faut les attendre de son bon plaisir. L'Opium au contraire est autant constant que ce volage est variable. Un Medecin sçait donc à quoi s'en tenir avec l'O-pium, parce que son opération étant unique, elle est toûjours la même, & n'étant ni fou-gueux ni inquiet, ni turbulant, il se laisse mener à l'Art & à la nature, toûjours aux ordres de l'un & de l'autre. Un Medecin peut donc se mettre en conve-nance ou d'intelligence avec lui, alors de concert ensemble ils soulagent sans troubles & guérissent sans inconvenients ; Peut-on s'en promettre autant du *despotisme*, ou de l'infidelité du kermes ? Tenons lui pour-

tant

tant compte d'un bien qu'il lui échape de faire quelquefois,(car on doit la juſtice à tout le monde ;) c'eſt de fe rendre alterant, & en cette qualité de contrefaire le *digeſtif.* Mais ce bon office qu'il rend au hazard & à l'échapée, eſt celui que l'Opium rend ordinairement par inclination & par nature ; car employé fagement il devient le digeſtif (a) par excellence, qui vient à bout des coctions les plus defefperées. Le comparant encore avec la faignée du pied dans les circonſtances propofées, il n'eſt ni fi malheureux ni fi fautif, ni fujet à tant de difgraces ; fes manquemens font apperçûs. On les voit venir quand on fe tient dans les ménagemens marquez, & ainſi on les prévient, on les arrête, on les rectifie. La faignée du pied brufquement faite, donne-t'elle ce temps ? Laiſſe-t'elle le loifir d'aller au devant de ces

(b) *Wedel opiol. Bont. de Med.ind.*

F

révolutions foudaines & trai-
treufes, qui fe confomment &
s'achevent dans un moment, à
la honte & malgré les regrets
de fes auteurs ? Ils fe piquent, il
eft vrai, & ils fe promettent
bien de la juftifier, cette faignée
inconfiderée au tribunal de la
raifon, avec le fecours des beau-
tez de la Phyfique, des experiences de la Chymie, & des dé-
monftrations de la Geometrie,
& ainfi rehauffée ils prétendent
apparemment lui affujettir la nature ; mais feroit-ce auffi qu'ils
voudroient lui tracer fes marches, pour lui impofer des
loix en Medecine, elle qui en
donne aux Medecins ? En tout
cas que cette faignée, fans lui
demander compte des morts
paffées, s'apprenne à guérir do-
refnavant & à épargner la vie
des hommes en prodiguant leur
fang, & fes fautes expiées nous
la quitterions de tous les tra-

vaux qu'on medite en fa faveur,
ou plûtôt pour fa juftfication.
L'Opium donc ou les narcotiques donnez avec autant de
methode, que ces remedes tant
favorifez en fuivent peu, auroient moins de danger, puifqu'ils font d'ailleurs dans le goût
de la nature.

Ce goût confifte dans la pen-
te ou l'inclination, où l'on voit
les humeurs à fe porter à l'habitude du corps ; parce que c'eft-
là que fe trouvent femez les
principaux fecretoires, inftituez
par l'Auteur de la nature pour
fervir à la dépuration du fang.
Or de tous les remedes connus,
aucun certainement ne porte
tant les humeurs à l'habitude du
corps, & aucun ne favorife tant
la dépuration qui s'y paffe, que
l'Opium ; puifque fon action fe
fe termine toute à la peau & à la
tranfpiration, d'où viennent fur
fa furface l'ardeur, le prurit, les

puſtules ou élevures , qui fatiguent ceux qui en uſent ſouvent.
Ou d'aileurs ſe porteroient les
humeurs par leſquelles le ſang ſe
dépure ordinairement ? Le peu
d'évacuation ſenſible qui ſe fait
tous les jours des ſucs nourriciers par les voies ſenſibles, prouve leur ſortie par la peau , c'eſt-à-
dire , par l'inſenſible tranſpiration ; peut-on donc conclure autrement de l'operation de l'O-
pium ſur les humeurs , ſinon que
n'ayant d'iſſuës par aucun des
couloirs ordinaires , c'eſt à-dire ,
par les *ſelles* , par les urines &c,
elles doivent neceſſairement ſe
porter à la peau ? La conſequence eſt d'autant plus juſte , que
comme la dépuration du ſang
ſe fait par une évaporation inſenſible , l'Opium dans nos
corps ſe réſout tout en vapeurs.
En effet qu'un atôme d'Opium
(comme ſeroit un quarantié-
me de grain pour certains mala-

des) se fasse sentir par toute l'é-
tenduë du corps, peut-il le faire
autrement qu'en se résolvant en
vapeurs dans les entrailles, jusqu'au point qu'il prenne autant
de surface, qu'il occupe d'étenduë ? L'évacuation la plus abondante & la plus essentielle, si parfaitement imitée & remplie par
l'Opium, ne devient-elle point
encore une preuve de la perfection des *coctions* qu'il opere ?
Ainsi il deviendroit de tous les
remedes le plus accompli, puisqu'il releveroit toute à la fois &
la vertu *systaltique*, qui est la
puissance maîtresse des fonctions
animales, & redresseroit les *oscillations* des fibres nerveuses,
dont la modulation rétablie ré-
tabliroit le *ton* des parties, ce
qui est le chef-d'œuvre de la
Medecine. Cependant cette suite d'operations si merveilleuses
se conçoit, dès que l'on connoît l'immense *volatilité* de l'O.

F iij

pium, & le *méchanifme* de la fibre
du fang. Car cette fibre eft un
refeau mou, flexible, fpongieux,
dans lequel s'infinuë ce *volatil*,
& parce que cette fibre fe pro-
longe , jufques dans les extremitez des arteres , & par confequent des *carotides* , elle devient
comme une de ces lifieres , lefquelles une fois imbibées d'une
liqueur, la tranfmettent jufqu'à
leurs dernieres extremitez. Le
volatil de l'Opium étant donc
reçu dans la fibre du fang , celle-ci en devient le vehicule ou
le canal jufques dans la fubftance corticale du cerveau , & là ,
filtré avec la lymphe des nerfs ,
& mêlé avec le fuc nerveux ,
elle en rehauffe le *volatil* , le
ranime & le renouvelle , pour
rétablir les coctions , les fecretions, en un mot tout le mechanifme de l'œconomie animale.

Je vous fupplie, MONSIEUR ,
de vous fouvenir encore que l'u-

fage des narcotiques au commencement même des maladies
fe trouve avec un avantage qui
ne fe rencontre point dans les
remedes de la nouvelle pratique.
Car ceux ci n'ont d'époque que
dans les mains de ceux qui les
employent ; au lieu que l'ufage
des narcotiques eft ancien dans
la meilleure Medecine. Ceci eft
manifefte par les ouvrages des
grands Praticiens nommez ci-
deffus , & depuis eux dans ceux
de *Sylvius* d'*Hollande* , de *Barbette* , *Willis* , *Sydenham* , *Morton* ,
Pitcarne ; *Freind* , & de M[rs]. les
Medecins d'*Uratiflau*. De pareils
Acteurs , & des maladies inflammatoires , aiguës , malignes , où
ils employent fi frequemment
l'Opium , ne peuvent-ils point
fervir de modele ? Peut-on rif-
quer en fuivant de fi grands
Maîtres , fi attentifs , fi exercez ? Et des vûës d'après eux ne
peuvent-elles point fe tranfmet-

tre au traittement des maladies
d'un caractere semblable ? Car
ce n'eft point dans une feule forte de maladie, ni feulement
en cas de douleur, que ces Praticiens ont mis les narcotiques
en ufage, il n'eft prefque point
de grands maux, point d'accidents graves, où ils ne leurs
ayent trouvé place. Auffi en
trouve-t'on non de fimples liftes
ou nomenclatures, mais des obfervations détaillées dans l'Auteur celebre, (ª) lequel inftruit
des fuccès frequents & étonnants de l'Opium entre les
mains des plus celebres Praticiens, s'eft rendu l'avoüé, pour
ainfi dire, & le panegyrifte de ce
remede. Il le fait non par des
paroles & des expreffions féduifantes ou hyperboliques, mais
par le recit fidele du nombre &
des merveilles des heureux effets de l'Opium, dont il accable
& étonne les Lecteurs, Ces ef-

(a) *Til-*
lingius de
Laudano.

fets au refte font autorifez par
de grands & refpectables noms
en Medecine, qu'ils ont honno-
rée par leur fcience, & par leur
habilité ; mais après cela autant qu'il eft furprenant qu'on
ait craint encore ou negligé l'O-
pium, autant devient-il permis
d'en revendiquer l'ufage, en re-
veillant là-deffus l'attention de
tant de grands efprits de nos
jours, comme je prens la liberté
de faire, Monsieur, fous vos
yeux & fous aufpices. Car c'eft une
autre forte de négligence, en matiere d'obfervations, de laquelle
on doit fe garder, d'avoir man-
qué à fuivre celles qui nous ont
été laiffées par des Praticiens,
fur des cas : car quoique ces cas
foient finguliers en eux-mêmes,
en ce qu'ils n'appartiennent qu'à
une maladie particuliere, & à
un feul cas de cette maladie, ils
ont cependant leur generalité,
en ce qu'ils regardent cette ma-

ladie & ce cas en general partout & en qui que ce foit qu'ils
fe rencontrent.

Qu'à la bonne heure donc
l'on fe récrie (car on ne peut
trop le faire) contre l'oubli où
eft tombée la Medecine, fur l'é-
tude des obfervations generales
touchant la connoiffance de
l'hiftoire des maladies, de leur
caractere, de leurs proprietez,
leurs mouvemens, leurs crifes,
leurs iffuës ou manieres de fe
terminer; mais il ne paroît pas
moins blâmable qu'on fe foit
endormi, fans fuivre tant d'obfervations particulieres touchant des remedes, dont l'on
trouve dans les Praticiens des
fuccès circonftanciez, & leurs
occafions bien marquées. C'eft
le cas de l'Opium ; fes effets font
connus, fes réüffites font décrites dans un grand nombre de
maladies, & les occafions en font
bien marquées. Eft-il après cela

concevable par quelle nonchalance on a pû si étrangement s'écarter d'une route déja frayée, ou d'une maniere de guérir, qui a tant davantage ? J'en comprend cependant, MONSIEUR, une raison ; on est persuadé d'ancienneté en Medecine, qu'on ne peut guérir bien les maladies qu'autant qu'on évacuë les humeurs qui les causent. Le vomissement & les selles sensibles & à la portée de tout le monde, se font en consequence trouvées établies comme les voies naturelles par où se vuidoient les humeurs ; aucontraire l'Opium reconnu pour ne rien vuider par ces voies, a passé pour un remede impuissant ou paresseux, qui renfermoit, qui retenoit, ou qui remêloit ces humeurs dans le sang, & delà l'on a fait un crime capital & le procès à l'Opium. L'opinion qui le donnoit pour une drogue souveraine,

F vj

ment froide, a achevé sa difgrace, jufqu'à ce que la Phyfique
revenuë de ce préjugé, en deve-
loppant en lui une vertu fouverainement diaphoretique, lui a
donné d'autant plus de relief
par-deffus même les évacuants
ordinaires, que l'infenfible tranfpiration eft au-deffus de toutes
les évacuations prifes enfemble.
Ainfi l'Opium autorifé par tant
d'heureux effets, certifié par les
Praticiens du premier ordre, de
tout Païs & de toute Ecole, juf-
tifié enfin par la meilleure Phyfique, ne pouroit-il point paffer aujourd'hui pour un remede autant
fûr que commode, puifqu'il évacuë en même-temps la caufe du
mal qu'il guérit par la voie la plus
naturelle, la plus generale & la
plus efficace ? En effet fi les autres évacuations ont quelque
avantage pour la guérifon des
maladies, la fueur & encore
mieux la tranfpiration les ren-

ferme tous, *morbi omnes solvuntur
aut per os , aut per alvum , aut
veficam , aut alium quemdam ar-
ticulum , fudor vero omnibus com-
munis.* (a)

Ce que l'on obferve en pratique prouve parfaitement non-
feulement cette utilité de l'O-
pium, mais encore (ce qui en releve parfaitement le merite) fon affinité avec la nature; car il en aide
ou en développe les mouvemens
dans les maladies difficiles , ou
les plus embaraffées , & la met
alors au-deffus du mal. Une fu-
rieufe fiévre accompagnée d'in-
quiétudes , d'auxietez , de rêveries, d'ardeurs, & fur tout d'une
toux feche, frequente , cruelle ,
jufqu'à faire cracher le fang, fur-
prend un malade ; la faignée
réïterée diligemment avec tous
les délayants & les adouciffants
ordinaires , fe trouve infuffifante
pour diffiper l'orage , & pour faire expliquer la nature ; alors les

narcotiques donnez après tous
ces remedes qui lui ont affûré
les voies , calment tout d'un
coup le malade, & développe la
maladie , par l'éruption d'une
rougeole foncée , mais vermeille
& abondante, qui couvre en peu
d'heures toute l'habitude du
corps. Cela reffemble - t'il à ce
qu'on impute à l'Opium de concentrer les humeurs & d'empêcher la fortie du venin ? Bien
plus, le narcotique continué en
petite dofe, termine dans peu &
heureufement la maladie. Jamais l'*émetique* ou le *kermes* en
firent-ils autant , ces perturba-
teurs du repos public dans l'œ-
conomie animale , & du calme
que l'Opium porte avec foi.

Une obfervation non moins
conftante entre les mains de
gens inftruits des marches de
la nature ou de fes loix, qui fe
font appris à fuivre fes traces ,
c'eft celle de l'utilité des narco-

tiques donnez à petite dose tous
les soirs dans les fiévres malignes , pour en rabbatre les fu-
reurs , en prévenir les surprises , & y ménager les occasions
d'une purgation , qu'on prévoit
qu'il faudra avancer , ou pour
placer le quinquina qu'il faudra
incessamment employer : car de
ces deux remedes habilement
mis en œuvre dans le traitement
des fiévres malignes , dépend la
guérison de ces insidieuses maladies ; parce qu'ils sçavent en
écarter les dangers & en éluder
les séductions. Un Medecin donc
familiarisé aux allures de ces
maux , venant à pressentir par
les insomnies du malade , par
des maux de tête , qui consistent moins dans le battement
des arteres , que dans un sentiment douloureux de membranes tenduës , plus encore par
les soubressauts qui prennent au
malade en dormant , & par les

treſſaillemens des tendons du
poignet qu'on lui ſent en touchant ſon poux ; un Medecin ,
dis-je, reconnoiſſant à ces ſignes,
que la fiévre porte ſur les nerfs
& gagne le ſuc nerveux , employe auſſi-tôt les narcotiques
vers les heures des redoublemens , & par la s'épargne bien
des embarras , & au malade
beaucoup de dangers.

Verſé autant que vous l'êtes,
Monsieur , dans la connoiſ-
ſance de l'œconomie animale ,
vous comprenez cette marche
des fiévres malignes & les raiſons
desſuccès de ces remedes donnez
dans ces circonſtances ; accoûtumé à prendre dans le *mécha-*
niſme des parties les raiſons des
maladies qui leur arrivent , vous
tirez du même fond celles dont
les remedes agiſſent ſur elles. Un
Medecin donc qui ſe fera ſitué
dans le point de vûë marqué
ci-deſſus , ſera averti par tous

ces signaux , que l'*ataxie* des *os-cillations* des arteres sanguines , en quoi consiste la fiévre ordinaire , passe dans les oscillations des fibres nerveuses , en quoi précisément consiste la malignité. Car la malignité devenuë un terme abusif, dont on se sert aujourd'hui pour donner le change au public , & pour jetter un voile sur les esprits d'un peuple qu'on veut soûmettre à de nouvelles loix de guérir ; la malignité , dis-je , n'est pas un vain titre ou une attribution sans réalité. Ce nom est celui d'un mal effectif dans une maladie , parce qu'elle la fait changer de forme , sans cependant en changer ou en déplacer la cause , mais qu'il étend & transmet , non-seulement comme une contagion qui se prend aux corps voisins , mais plus encore comme une force majeure qui s'empare & se répand sans borne ou se glisse sans résistance. C'est une communication de mouvemens ou de vibrations commencées dans les arteres sanguines, continuées dans les tuniques des nerfs & qui s'établissent dans les membranes ; d'où s'ensuit un ébranlement *spasmodique* de tout le genre membraneux , ce qui est le terme de la vraie malignité. Dans cet état la ressource de la Medecine est naturellement dans un remede qui porte son action immediatement sur les nerfs , qui aille en redresser incessamment les oscillations , & rectifier le cours des esprits ou leurs directions ; toutes vertus qui sont renfermées dans l'Opium. Donné donc à propos dans une malignité naissante , il préserve les nerfs , en mêmetemps que les délayans largement employez , amolissant & relâchant le genre membraneux du bas ventre, ouvrent les voies ou les secretoires , & frayent le chemin aux purgatifs. En conséquence les vaisseaux ayant été dégonflez par la saignée , & le sang avec ses sucs amoindri de volume par la purgation , le quinquina devient sûr. Car trouvant les *solides* flexibles , & les *fluides* déprimez , il affermit les uns , assujettit les autres en les resserant tous , & remet ainsi ou rétablit toutes les parties dans leur *ton* naturel , ce qui est guérir.

Ici permettez moi , M o n-s i e u r , d'entrer pour un moment dans l'opinion du peuple , car le cry public pour les cor-diaux & les sudorifiques dans les fiévres malignes , se trouve au-toriser l'usage de l'Opium dans ces fortes de maladies. Car l'O-pium fût le cordial de l'antiqui-té ; elle le faisoit entrer dans ses plus celebres antidotes , de for-te que sa qualité diaphoretique

se trouve moins prouvée dans
les anciens écrits, comme si elle
fût douteuse, que supposée
comme vraie dans les ouvrages
qui ont été faits là-dessus. Enfin les sudorifiques ne réüssissent
à procurer des sueurs, qu'autant
qu'ils sont animez par l'Opium,
& par cette raison la theriaque,
le plus celebre des sudorifiques,
devient impuissante, suivant la
remarque de celebres Praticiens, (a) si on la donne sans
Opium. Ainsi se trouve dans
l'Opium tout à la fois & l'accomplissement du souhait que
faisoit le celebre Mr. *Pitcarne*,
d'un remede qui convint, sans
causer de trouble, à toutes les
grandes maladies, & l'accomplissement encore des vœux du
peuple, qui demande des *cordiaux diaphoretiques* pour la guérison des maladies malignes. Car
dès que l'Opium convient dans
les cas de malignité, l'on apper-

(a) v. *Vuedel. opiol. Plater*

çoit d'un coup d'œil à combien de maladies, & à combien de symptômes il doit convenir ; puisque la malignité étant une affection des esprits ou du genre nerveux, l'Opium se trouve de nature à soulager dans toutes les maladies où les nerfs font particulierement affectez. Suivant cette idée tout ce qui fera *érethifme*, douleurs, anxieté, convulfion, &c. s'accommodera de l'Opium, & peut-être le demandera-t'il. Si après cela l'on veut bien faire attention, fur ce que le plus grand nombre des malades eft parmi les femmes, non feulement à caufe de la délicateffe de leur complexion, qui eft celle de leurs nerfs ; mais encore parce que felon la remarque d'Hippocrate, la condition de leur fexe les rends fujettes à fix cens maladies qu'elles ne partagent point avec les hommes. Il devient manifeste

que les nerfs ont une part singuliere dans bien des maux. Joi-
gnez à ceci l'observation constante, qu'il est peu de maladies
qui ne tirent leur origine. de
quelque passion, ou de quelque
mouvement de l'ame ; n'en sera-ce point assez pour donner à
comprendre, que le trouble des
esprits où l'éretisme du genre
nerveux, fait le fond de la plûpart des infirmitez du genre humain ? Dans les passions où les
mouvemens de l'ame entrent,
l'étude, la méditation, les soucis,
l'ennui, la mélancholie, toutes affections de l'ame, lesquelles étant
de tout sexe, de tout âge, de tout
païs, & de toute condition, gros-
sissent infiniment le nombre des
maladies des nerfs ou de leurs in-
dispositions. C'est le μελαγχολικον
τι, ou le τὸ θειόν d'Hippocrate,
qu'il avertit d'observer dans les
grandes maladies, c'st-à-dire en
celles qui font bizarres, difficiles

ou incurables. En effet delà viennent ordinairement les maladies
insurmontables à toute la sagacité de la Medecine , quand elle
s'occupe d'humeurs à dompter,
à fondre, à évacuer, où il n'y a
qu'à raffermir le genre nerveux,
à en rectifier les modifications ,
ou à en rétablir le *ton* naturel ;
car ce *ton* étant la modulation,
sur laquelle les secrotoires ont
été formez par l'Auteur de la
nature , ces secretoires ne peuvent sans cette réparation , rentrer dans leurs fonctions ordinaires, pour faire une convalescen-
ce parfaite ; & delà s'ensuivent
des cures imparfaites , des maux
bizarres, des langueurs , des infirmitez incurables. Une raison
toute semblable à celle-ci , est
l'inattention qu'on a pour l'é-
tat des *solides* dans les cures ordinaires , dans lesquelles on ne
s'occupe que des *fluides* ; comme
d'adoucir la lymphe , de dé-

purer le sang, de vuider les humeurs, sans songer à la part que
les *solides* ont dans ces operations, qui n'acquierent rien de
bon ni de parfait que ce qui leur
vient des solides. Les narcotiques
suppléent à ce défaut, tout faits
qu'ils sont pour les solides, puisqu'ils agissent principalement
sur les nerfs, qui en font le tis-
su ; & les solides souffrent volontiers leur action, parce qu'elle leur plaît, qu'elle les calme
& les met dans leur repos. On
croiroit que ce seroit-là tout ce
qu'il y a de bon à dire des narcotiques, mais on leur doit encore ce témoignage, qu'ils s'associent, ou s'accordent pour la
cure des maladies avec tous les
remedes & les autres secours de
la saine Medecine.

C'est trop peu dire encore à
leur avantage, ils le supposent
tous comme un préalable sans
lequel ils deviennent inutils ou
dangereux.

dangereux. Car les narcotiques ne sont pas de ces mysanthropes ou de ces farouches qui ne sçauroient vivre en compagnie, c'est-à-dire, de ces drogues indépendantes telles du moins qu'on les croit, ou de ces remedes qui tranchent du souverain, qui se mettent au-dessus de toutes les loix, hormis de celles qu'il imposent eux-mêmes : au contraire ils se soumettent aux loix de la methode la plus exacte & la plus reguliere. La *plethore*, par exemple, les retient, les arrête, & les embarasse ; ils veulent donc qu'elle soit suffisamment diminuée, parce que ce leur est une facilité qui leur devient necessaire pour la sûreté & l'accomplissement de leur operation. Donner donc des narcotiques sans avoir assez vuidé par la saignée, c'est s'exposer aux dangers d'un *volatil* qu'on donneroit dans un état de plenitude.

G

Car dans cette difpofition celui-ci ne pouvant paffer legerement parce qu'il a a remuer trop de maffe, il s'y trouve enveloppé lui-même, & ainfi emporté fous un gros volume. Il s'élance impetueufement vers les fecretoires du cerveau. Alors arrivent ces *congeftions phlegmoneufes* qui jettent les malades dans des affoupiffemens mortellement léthargiques, parce qu'on les a traité par les narcotiques, fans les avoir fuffifamment & promptement faignez. Tout de même encore un fang bouffant, enflé & mis en turgefcence par l'ardeur qui l'anime, ou par l'élafticité qui l'étend, le gonfle, ou l'*exalte*, oppofe une forte de digue ou d'embaras à l'operation de l'Opium, car fe déployant alors lui-même par toute l'élafticité qu'il renferme, il s'enflamme & le fang avec lui ; & parlà devient capable des mêmes congeftions qui

caufent ces léthargies mortel-
les.

La purgation eſt certainement moins propre que la faignée pour vuider les vaiſſeaux,
pour ôter la pléthore, & ainſi
préparer les voies à l'Opium,
car l'irritation qu'elle cauſe au
genre nerveux , & le trouble
qu'elle excite dans le ſang ſou-
levent la double puiſſance des
ſolides & des fluides contre la
vertu de l'Opium , qu'elle empêche tout d'abord. Il eſt cependant un cas où la purgation
doit préceder l'uſage des narcotiques ; c'eſt quand le ſang malgré les ſaignées , & le bon regime, emporté par ſon *volatil* &
ſon impetuoſité vers les *ſecretoi-
res* du cerveau , les bouche ,
les préocupe & ferme ainſi les
avenuës à l'Opium. Dans cette
diſpoſition les premieres voies
ayant été précedemment amo-
lies par les délayants , les hu-
G ij

mectants , & un regime femblable, & les réfiftances étant affoiblies , les parties fe trouveront
difpofées à s'ouvrir elles & leurs
excretoires aux fucs qui s'y pre-
fenteront. Un purgatif donc at-
tirant & détournant alors les
fucs accumulez dans les vaiffeaux , vers ces *excretoires* , il
vuide d'une part les vaiffeaux ,
& dégageant en même - temps
les voies à l'Opium , il lui ouvre
un chemin vers les nefs.

La régularité dans le regime
eft encore une condition requi-
fe pour la réüffite des narcotiques. L'ufage des gelées , des
boüillons fuccelents , trop fub-
ftanciels ou trop forts de viande , faifant un fang trop épais ,
trop maffif , trop ferré dans fa
fibre , trop compact dans fa
tiffure , deviennent les caufes
des mauvais fuccès de ces remedes. La raifon en eft fenfible ,
en ce que de femblables fucs

jettent les fondements des digues ou des obftacles que les narcotiques rencontrent dans leur chemin, & fourniffent les materiaux des amas de fucs ou congeftions phlegmoneufes que produifent les narcotiques quand ils font donnez dans l'état de plenitude. C'eft que les narcotiques demandent un fang mou, leger, humecté, par la raifon qu'ils réufiffent mal dans les corps fecs & brûlez, en qui le fang eft trop dépourvû de ferofité ou de lymphe. Auffi la boiffon chaude *diapnoique* & abondante, devient-elle d'un grand fecours, pour la réuffite des narcotiques ; fur tout quand en certains cas on fçait habilement & à propos rendre ces boiffons legerement & agréablement aigrelettes, foit en y mêlant fagement les jus d'orange, de citron, de grofeilles, les fyrops de verjus, de berberis, de grenade ; ou

bien en donnant dans les interval-
les quelques petites prifes de poudres *abforbantes* foulées & im-
pregnées de jus de citron, comme feroient les *yeux d'éereviffes*,
le *fuccin*, *la corne de cerf*, &c.

Ce n'eft pas, MONSIEUR,
que j'oublie ou que j'ignore la
frayeur qu'on fe fait ordinairement fur l'ufage des acides pour
la cure des maladies. L'on s'eft
laiffé prévenir que les caufes des
maladies font des aigres développez dans le fang, ou ailleurs,
& dont la lymphe ou la ferofité
étant impregnée, caufe les fon-
res & tous les fymptomes qui
affligent les malades. De là
l'on a conclu que des *acides* fur-
ajoutez à ces *aigres*, augmente-
ront d'autant les maux, qu'ils
en multiplieront les caufes.

Mais là-deffus, MONSIEUR,
la méprife eft manifefte à qui
voudra un peu refléchir, fans fe
laiffer aller au gré ou au courant
des préjugez populaires; qu'il y

ait des aigres dans les maladies, la preuve en eft conftante, & les fignes en font fenfibles ; mais que ces aigres en foient les cau- fes, & les fymptomes leurs effets, c'eft ce qui eft mal prouvé & mal entendu. Cependant pour ne pas entamer une matiere qui feroit hors d'œuvre, ou une queftion qui nous détourneroit trop de notre fujet, je me ren- ferme à vous reprefenter, MON- SIEUR, que ces *aigres*, telles pla- ces qu'ils tiennent dans les ma- ladies, faites ou à faire, font bien differens des *acides* qu'on employe comme remedes. Ces aigres font des acides corrom- pus, dégenerez ou déchûs, qui viennent de la dépravation de fucs qui fe corrompent ; s'alte- rent, ou fe décompofent. Ce font des fels *fluor*, des matieres aigries, tournées & viciées, qui n'ont rien ni de cette digeftion parfaite, ni de cet état de ma-

turité qui se trouve dans les acides des fruits ; des oranges, par
exemple, en qui ils sont des marques de perfection & de coction ,
au lieu que ces aigres viciez res-
sentent la corruption & la déca-
dence des sucs où ils se trouvent.
Autant donc que ceux-ci sont
dépourvûs de cet esprit vivifiant
qui conserve les êtres, ou les perfectionne, autant les autres en
sont-ils animez. Ainsi tandis que
ces aigres menent un mixte ou
un corps à sa destruction, ou qu'ils
la montrent, autant des acides
bien choisis & donnez à temps
rappellent-ils dans les sucs ou y
mêlent-ils cet esprit naturel, qui
préside à l'entretien des- corps.
Dans les uns donc c'est un esprit
de vie, dans les autres un principe de mort. Au reste que les
acides soient des particules longues & menuës qui s'insinuent
entre les globules du sang pour
les tenir unis, ou que par leurs
pointes fines & legeres, ils exci-

tent les fibres nerveuses à s'affer-
mir en se resserrant pour conserver aux parties leur *ton* naturel, ou pour le rehabiliter, ce
sont du moins des parties spiritueuses, benignement salines,
plus propres à aider la nature,
ou à l'exciter, qu'à la traverser
& à l'abattre.

D'ailleurs l'usage des acides
bien entendu est un art ou une
addresse pour employer l'Opium
avec sureté ; car ils en sont comme les sauve-gardes pour le pré-
server des inconvenients qu'on
en fait appréhender. S'il est donc
un correctif utile ou necessaire à
l'Opium, il se trouve dans les
acides, suivant l'observation des
Praticiens anciens & modernes, qui associent ordinairement
quelque acide avec l'Opium.
L'esprit de vitriol ou de souffre
a eu ses protecteurs, mais le
plus usité par *Horstius, Langius,
Quercetan* & Mr *Sylvius* d'Hol-

lande, c'eſt le vinaigre. Enfin l'on tient d'une experience bien ſuivie que le diacode mêlé avec le ſyrop de limon ou de grenade devient un narcotique très-heu-reux & très innocent pour la cure des petites veroles, & encore le cordial le moins équivo-que dans cette maladie. L'uſage de la theriaque diſſoute dans le vinaigre, ou dans le jus d'orange ou de citron, eſt encore une preuve de ce qu'on vient d'avan-cer ; car ainſi habillée ou apprê-tée, elle devient un calmant ſu-dorifique des plus ſûrs & des plus efficaces.

Or la raiſon pourquoy les aci-des ſont les correctifs de l'O-pium, ſe trouve dans le *mode de ſubſtance* des particules acides. Ce ſont des atomes qui ont leur gravité ou leur peſanteur propre ou individuelle, minces d'ailleurs, aiguiſez en pointe, & capables de s'inſinuer ; elles le ſont en effet en s'interposant entre tous les corpuscules legers, volatils & spiritueux dans lesquels s'exhale & se resout l'Opium dans les entrailles. Par là l'on conçoit que ces particules acides sont comme des entraves, qui rallentiffent ou retiennent la volatilité des narcotiques, lesquels par cette affociation deviennent moins vifs dans leur action, plus moderez dans leur paffage à travers le fang, enfin moins rapides & moins emportez. Auffi eft-ce une maxime parmi les Chymiftes, que les acides énervent (*caftrant*) l'Opium, où le rendent impuiffant.

L'expreffion eft un peu forte, & elle ne feroit vraye peut-être que des acides mineraux, comme l'efprit de vitriol, qui ayant trop de gravité, de pefanteur, ou de *fixité*, pourroit à raison de ce *mode de fubftance* changer ou détruire le mode de fubftance de l'Opium : auffi font-ce des acides vegetaux que les Praticens preferent, moyennant quoy ils ne s'apperçoivent point qu'ils énervent l'Opium ou qu'ils le rendent impuiffant, fi ce n'eft qu'on appelle impuiffance, une forte de diminution de force ou de vigueur que les narcotiques contractent dans la compagnie de ces acides.

Tant de précautions & de ménagemens pour l'ufage des narcotiques, ne fuffifent pas cependant encore pour les rendre autant fûr & utile qu'il peut être en des mains habiles & inftruites dans cette forte de Medecine. Une autre addreffe, c'eft de placer à propos tant dans ces fortes de maladies, où ils conviennent, que dans les temps convenables de ces maladies. Là deffus l'obfervation eft generale, c'eft de penfer de l'Opium à peu près comme du Quinquina, parce

que comme celuy-cy il est principalement indiqué dans les maladies qui ont des accès ou des
redoublemens ; & comme luy
encore, il ne faut ordinairement
le donner que hors les temps de
ces redoublemens & de ces accès.
Au moyen de cette attention on
donne l'Opium avec avantage,
& cet avantage consiste à ce
qu'on en donne beaucoup moins,
par la même raison qu'on use
beaucoup moins de Quinquina,
quand on le donne au sortir de
l'accès, ou suivant l'observation
de M^r. Pitcarne, trois ou quatre
heures avant le redoublement.
La raison de cet avantage, c'est
que la fin du redoublement est
le temps où l'humeur est affoiblie dans sa qualité, & diminuée
dans son volume, plus aisée par
conséquent à être vaincuë ou
dissipée. Tout de même l'irritation *spasmodique* contre laquelle
on employe l'Opium devenuë

plus forte dans l'accès (d'une vapeur par exemple) se trouve plus foible quand il est passé, & pour cette raison une moindre quantité d'Opium suffit pour la calmer, parce qu'alors les fibres nerveuses étant moins éloignées de leur *ton* naturel, elles s'y laissent ramener plus volontiers.

Tout cecy supposé, il est d'observation que l'Opium agissant singulierement sur les nerfs, il réussit principalement dans les maladies qui portent ordinairement sur le genre nerveux, raison pour laquelle il est recommendable sur tout dans les affections spasmodiques. Mais pour cela même, il convient particulierement dans les maladies où il se mêle quelque chose d'*hysterique* ou de *melancholique* , ce que les anciens Praticiens nommoient disposition *atrabilaire* ; d'où vient encore que l'Opium trouve si heureusement place dans les maladies des femmes, & dans les affections *hypocondria-ques.* Mais comme il eft auffi des fiévres qui attaquent fingulie-rement les nerfs, tels font les fievres malignes, dont le caracte-re propre eft de porter fur le genre nerveux, auffi font-ce cel-les où les narcotiques ont plus de lieu, & plus de fuccès. Or de ces fiévres il y en a de *fynoques* ou *homotones*, en qui on n'apper-çoit pas de redoublements, ou dans lefquelles les redouble-ments font obfcurs, incertains, ou irreguliers ; & en celles-cy on demande comment reconnoître fi la fiévre menace les nerfs, fi les narcotiques y conviendront ; dans quel temps enfin on devra les placer, puifqu'il n'y a point de redoublements, qui fervent, comme on a dit à regler l'ufage ou à les mettre à leur place. Mais la regle eft generale, toute fiévre *homotone* eft fufpecte de malignité, & ne fût-elle qu'*éphe-*

mere, elle y tend, parce que la
chute de ces sortes de fiévres,
ou de celles qui paroissent peu
de choses dans les premiers jours,
si elles sont mal menées dans
leur commencement, se fait souvent sur les nerfs. Pour donc
n'y être point surpris, il faut
tout d'abord s'attendre à cet accident, s'il n'est prévenu. Dans
cette vûë, en suivant de près
un malade, on observera par là
que quelques goutes de sang
pour le moins luy seront tombées du nez, qu'il dormira mal
les nuits, avec inquiétude & de
petites rêveries, que son mal de
tête par où aura commencé la
maladie, ne consistera point dans
un battement des arteres dans
le cerveau, mais dans une douleur sourde, ou dans un sentiment de tension douloureuse;
qu'il aura des soubressauts en
dormant, ou qu'il fera alors des
grimaces dans les yeux & dans
les lévres; car ce sont tous pré-

ludes de contractions convulſives ; Qu'enfin l'on s'appercevra
de treſſaillement dans les doigts,
ou de mouvemens involontaires
dans les tendons des poignets :
tous ces accidents ſont des témoins de l'ataxie naiſſante dans
les eſprits, & des annonces de
ce qui ſe paſſe dans le cerveau,
ou dans le genre nerveux ; ſur
quoy un Praticien habile & pré-
voyant doit dreſſer ſes vûës pour
rompre le coup, qui va ſe porter
ſur ces parties. C'eſt dans ces
cas qu'il doit ſe hâter de meurir
l'humeur, c'eſt-à-dire de la préparer à la purgation, & cela par
des ſaignées du bras promptement faites, par des delayants,
des anodins, des calmants, des
lavemens frequents huilleux ou
émollients ; car ce ſont toutes manieres d'avertir la nature du deſ-
ſein où l'on eſt, & de la folliciter
pour ce qu'on va luy demander
inceſſamment, en déterminant

ainfi le cours des humeurs vers
les parties baffes, où fe trouvent
les excretoires du corps les plus
nombreux, deftinez d'ailleurs
par leur inftitution à la dépuration du fang.

Je ne fçay, MONSIEUR, fi je
rends bien ce que vous m'avez
appris, je comprends du moins en
cela le caractere ou la jufte idée de
la malignité que vous m'avez donnée; car une fiévre *homotone* fous la
face empruntée d'une medio-
crité apparente, travaille à la
fape de la nature, & gagne à la
fourdine le genre nerveux, qui
eft l'objet ou le terme de la vraie
malignité. En ce cas attendre
l'achevement de la coction des
humeurs, ce feroit attendre ce
qui fera prévenu par une mort,
laquelle furprenant le malade
deshonoreroit le Medecin. Si au
contraire il eft habile & exercé,
il veillera à ne fe pas trouver
la dupe de fa confiance, mais

fans cependant aller de front
contre les regles de l'art, & les
loix de la nature, il se hâtera
d'affoiblir le mouvement du sang,
& il en ralentira l'impétuosité,
en en diminuant la masse, le faisant ainsi couler par des voyes
plus larges pour en retarder le
courant. Car c'est comme élargir
le lit dans lequel il a à couler,
que de vuider diligemment les
vaisseaux par des saignées du
bras d'abord, puis par celles du
pied, par lesquelles le sang re-
mené avec sa lymphe vers les
parties basses, y trouvera les
principaux *secretoires* que la nature y a étably pour luy servir
de décharge ; lesquels d'ailleurs
ayant été préalablement & largement amollis, laisseront échaper ce que l'irritation d'un purgatif donné en conséquence y
attirera. Mais après de telles
secousses (car il faut en ce cas
employer des purgatifs qui en

donnent) que le genre nerveux
aura eu à fouffrir, les *narcotiques*
trouveront leur place pour luy
rendre le calme d'où il fera for-
ty, & pour luy donner le moyen
de rentrer dans fon *ton* naturel.
Pour obtenir ce bon effet, il
faut donner le narcotique à
temps, pour ne pas le donner
inutilement ou avec danger ;
car comme l'action ou l'effet des
narcotiques eft un affermiffement des folides, le point de
réuffite eft le moment où les
vaiffeaux qui les compofent &
les environnent, fe trouvent
plus vuides ou moins remplis,
puis qu'alors leurs parois comme
affaiffez fe laiffent plus aifément
rapprocher. Ce moment ou ce
temps précis fe trouve immediatement après la fin de la purgation ; fur le foir par exemple du
jour qu'on l'aura donnée, fuivant les obfervations de M^r.
Pitcarne, fi éclairé fur l'écono-

mie animale, & du sage Mr.
Sydenham, qui avertit de donner
le narcotique en certaines fiévres aiguës, un peu de meilleure
heure que l'on a de coutume de
donner ce remede. C'est que
conformément à la ressemblance
qu'on trouve entre l'Opium &
le Quinquina, l'Opium doit se
donner 1°. quand l'humeur qui
fait la maladie a moins de volume. 2°. le plutôt qu'il est possible avant le redoublement, qui
vient ordinairement à la suite
d'une purgation. Ces précautions ne suffisent pas encore, car
comme l'effet du narcotique est
de fortifier le genre nerveux
contre les ébranlements que luy
causent les accès de fiévre, il
faut sans interruption, quand
cet affermissement est commencé, l'assurer ou le confirmer incessamment ; & l'on obtient ce
bon effet en réïterant non seulement tous les jours ce narco-

tique, quelques heures avant le temps où l'on attend ce redoublement, mais encore en le rëïterant jufqu'à trois ou quatre fois dans vingt-quatre heures en certaines maladies, comme le recommande cet heureux Praticien (ᵃ) dans la cure de la petite verole. Si la purgation démêle ou manifefte, comme il arrive quelquefois, le retour des redoublemens, qui font ordinairement obfcurs dans les fiévres *fynoques homotones*, alors fe montre l'occafion de placer le Quinquina, lequel étant luy même de la nature des calmants, fe laiffe volontiers affortir avec l'Opium, affociation par laquelle le Quinquina devient plus prompt & plus efficace dans fon operation. Par cette addreffe innocente, un Medecin a l'avantage de guerir avec facilité, dans laquelle, jointe avec la fûreté, confifte le plaifir de gue-

(a) Sy-
denham.

rir, ou la satisfaction d'un Medecin. En effet il ne resulte de
cette maniere de traiter les
grandes maladies aucun de ces
inconveniens déplaisans qui suc-
cedent aux cures forcées, ou
qu'on n'a operées qu'à force de
purgatifs, de *fondants*, d'*émetiques*, de *cordiaux*, de *kermes*,
de *sudorifiques*; tous remedes,
pour peu qu'ils soient ou exce-
dez, ou mal-entendus, qui traî-
nent après eux des langueurs,
des chaleurs, des bouffissures,
des insomnies. Au contraire l'O-
pium étant un *volatil*, un *cordial*,
un *digestif*, resout & dissipe les
sucs rallentis qui font des *congestions*, dont se forment des
stases, des amas, des *obstructions*,
des enflures, des *dépôts*, tous
reliquats trop communs ou tristes
appanages trop ordinaires des
guérisons avanturées. Dans cet
exemple on apperçoit la raison
pourquoy d'habiles Medecins

de ces derniers temps, & en particulier ceux de l'Ecole du celebre M^r. Stahl, mêlent les les anodins, & les narcotiques mêmes, avec les abforbants. On la voit encore dans la fameufe poudre *abforbante* de *Wedelius*, dans laquelle entre l'Opium luy-même ; dans les poudres *abforbantes* d'*Etmuller* ; mais plus fingulierement, ce femble, dans les formules des Praticiens de cette Ecole, où font, pour ainfi dire, prodiguez les calmants *nitreux*, & où fouvent mêmes font employées les *pillules de Cynogloffe* ; car ces Meffieurs qui paroîtroient refervez fur l'ufage de l'Opium, fe dédommagent amplement par l'ufage perpetuel des *calmants*. Tels font le *nitre*, (l'anodin favori de M^r. Stahl) le *cynabre*, la *cafcarille* &c ; car ces remedes reviennent à tout moment dans leur pratique, inftruits qu'ils font fans doute par l'ufage des

dangers

dangers qu'apportent les absorbants (quand on les employe
seuls) par les rallentissements
qu'ils causent dans le sang, les
embarras qu'ils occasionnent
dans les vaisseaux, & les obstructions qu'ils laissent dans les visceres. Ils y mêlent donc des
matieres ou spiritueuses, ou du
moins aisées à se distribuer, comme le *nitre*, les *cinnabres*, les *pilules de Cynoglosse*, lesquelles en
fecondant l'action des absorbants, entretiennent en même-
tems la fluidité dans le sang, la
souplesse dans les solides, l'ai-
sance dans la circulation des
humeurs. A pareil dessein, des
Praticiens de nos jours mêlent
les Narcotiques avec le Quinquina dans les *remissions* des fiévres continuës, parcequ'un
Quinquina ainsi préparé devient
plus & plus heureusement calmant ; affranchi d'une part du
danger qu'on luy impute d'épais-

H

fir le fang, de fixer la lymphe,
ou de faire des obftructions :
affocié d'ailleurs à une vertu pé-
nétrante, digeftive & propre à
animer le fang, à le rendre coulant, & à le faire bien circuler.
Au refte on doit employer differemment les Narcotiques quand
on donne le Quinquina purgatif ;
car il eft des cas où il eft neceffaire de le donner ainfi aprêté ;
lors, par exemple, que le fang
portant trop opiniâtrement vers
le cerveau fa partie lymphatique,
enlevée qu'elle y eft par l'excès
de la *fyftole* des arteres irritées,
ou lors que s'y étant accumulé
luy-même, il menace d'y former
une *congeftion* mortelle : dans ces
circonftances, après avoir donné le jour du Quinquina préparé
avec le *fenné*, la *manne*, le *vin*,
ou le *tartre émetique*, en plufieurs
verrées, on donne fur le foir une
prife ou deux d'un Quinquina
narcotique, lequel trouvant les

vaiſſeaux moins pleins ou moins
gonflez, parce que le volume des
ſucs lymphatiques a été diminué,
il fait ſur eux plus efficacement &
plus promptement ſon effet. De
plus, il épargne au malade les
fontes ou *colliquations* malheureu-
ſes qui ſuccedent à la violence &
à la fréquence des purgations
qu'on auroit d'abord miſes, &
mal-à-propos à la place des narcotiques.

Toutes ces differentes obſervations touchant l'employ des
narcotiques dans les fiévres continuës, regardent principalement les *ſynoques-homotones*, qui
ſont à proprement parler les veritables fiévres malignes; mais
les inflammatoires accompagnées de redoublements bien diſ-
tinguez ou bien marquez, ne ſont
pas moins ſoumiſes à une ſorte de
narcotiques ou d'anodins, qui
leur ſont convenables. Ce ſont
les narcotiques en liqueur, c'eſt-

à-dire qui font noyez en beaucoup d'eau qui les tempere, parce
qu'elle les divife ou les entend.
Telles font les infufions ou les
eaux diftilées de coquelicot,
dont on fait des émulfions avec
les femences de pavot blanc ;
car quoique ces femences ne
foient point narcotiques, comme
la tête de pavot qui les renferme, elles en retiennent la qualité d'adoucir & de calmer ; ou
bien on fait fondre dans ces eaux
ou dans ces infufions quelques
grains de nitre purifié, & on les
donne par verrées dans les inter-
valles des redoublements ; &
procurant des *tranfpirations* ou
des *diaphorefes* falutaires, elles
mettent le fang au large, & fa
circulation à l'aife. Cependant
les membranes devenuës plus
fouples, & les *excretoires* relâ-
chez, les coctions s'accelerent,
& la guerifon s'enfuit ; fur tout
fi l'on ajoute dans ces verrées

quelques jus d'orange dans le jour, & quelque gros de fyrop de diacode fur le foir ; car dans ces natures de maladies inflammatoires où le fang fe trouve étrangement coëneux , dur & épais, fa conftitution compacte & ferrée, ne fe laiffe bien feurement pénétrer que par des narcotiques aqueux, rendus nitreux, qui fe mêlant dans ces fucs épaiffis, les délaye fans les foulever, où les détrempent, les pénétrent, & les traverfent fans s'embarraffer & fans *s'engluer* dans leur épaiffeur ; inconvenient que leur épargnent fingulierement les *nitreux* qu'on affocie. Cette pratique bien entenduë réuffit encore dans les affections douloureufes, comme font les *pleurefies* , les *catarrhes*, *rhumatifmes phlegmoneux* , *arthritiques* ou *gouteux*.

Il eft même remarquable, Monsieur , que ces douleurs

& ces tumeurs douloureuses ont
acquis ou conservé dans l'ancienne Medecine même une sorte
de droit aux narcotiques pour la
guerison des maladies inflammatoires ; car les Praticiens de tous
les temps leur ont donné place
dans ces sortes de maladies ; non
à la verité aux narcotiques donnez interieurement ; car si l'on
en excepte les cas d'urgentes
douleurs de *pleuresie*, de *dysenterie*, de *rhumatisme*, de *goute*, &c
dans lesquels les Praticiens moins
prévenus se le sont permis, tous
se sont réünis dans l'usage des
fomentations, des *linimens*, des
emplâtres, des *cataplasmes ano-
dins-narcotiques*, en employant
avec le laict les plantes & les
huiles narcotiques, les têtes de
pavot, & l'Opium luy-même.
Mais là-dessus on a eu occasion
de reconnoître, que la timidité
a ménagé leur courage sans l'a-
battre, & que comme l'inquié-

tude ou la contention d'esprit
ouvre le jugement & inspire de
la sagacité, la timidité a fait
venir dans l'esprit de ceux qui
craignoient le plus l'Opium, des
inventions singulieres d'en tirer le soulagement dont ils le
croyoient capable. Ainsi un Medecin celebre (a) en Allemagne, (a) *Voët.*
rompu en pratique, parce qu'il
y avoit vieilli, s'avisa de son
temps d'employer exterieurement l'Opium d'une maniere
extraordinaire; c'étoit dans les
douleurs de dysenterie, dans lesquelles ce Praticien faisoit user
d'un morceau d'Opium taillé en
suppositoire, qu'il faisoit introduire dans le fondement du malade, de maniere que l'on pût
le retirer après quelques heures,
& l'y remettre quelques heures
après, s'il en étoit besoin. Ce
Medecin se loüe de cette pratique, du moins prouve-t'elle un
instinct naturel dans les grands

H iiij

Medecins, pour employer l'O-
pium, ce qui devient une preuve
du fondement qu'il a dans la
nature, ou de son rapport & de
son affinité avec elle.

Les *sedatifs* sont d'autres espe-
ces de *calmants* qui trouvent
d'heureuses places dans la cure
des maladies aiguës, parce qu'ils
sont en ressemblance de vertu
avec les narcotiques, en ce que
comme eux ils appaisent les troubles du petit monde, en rabat-
tant les feux & les emportemens
du sang. Ils ont, ce semble, un
avantage au dessus des narcotiques, en ce qu'ils n'assoupissent
point; & par là ils deviennent
moins formidables, parce qu'ils
n'exposent pas les malades aux
tristes surprises que craignent
de l'Opium ceux ou qui ne sçavent point le manier, ou qui ne
le connoissent que par les malheurs que luy fait commettre
l'imperitie ou l'indiscretion. Les

nitreux sont celebres sous ce titre,
car ils sont les *sedatifs* ordinaires
des Medecins d'Allemagne, &
par une raison semblable le *pour-
pier* devient aussi un calmant dans
les fiévres ardentes, parcequ'il
est singulierement nitreux. On
a dit cy-dessus que les *absorbants*
impregnez de l'acide du citron,
passoient encore pour sedatifs;
mais ce même acide, celuy de
tous qui est le plus ami de l'homme, est le sedatif favori de la
Medecine Portugaise, puisque
les Medecins Portugais traitent
les maladies les plus aiguës avec
le jus de citron ou leurs limona-
des, avec lesquelles ils appaisent
& guérissent parfaitement les
fiévres, les malignes mêmes, sans
tant de malheureux *fondants*, de
dangereux *émetiques*, & de purgatifs incertains, qui sont aujourd'huy prodiguez pour la cure de ces maladies. Mais la France a aussi son sedatif, ainsi nom-

H v.

mé par excellence ; c'eſt le *ſel*
ſedatif fameux , qui ſe trouve
dans le goût & au gré de tout
le monde, parce que ſa vertu
calmante eſt autentique en ſes
bons effets avoüez pour reprimer
l'impetuoſité du ſang , d'où viennent les phreneſies & ſemblables
accidents, qui expoſent la vie
des hommes en même - temps
qu'ils effrayent tout le monde.
Au reſte tant de merveilleux
ſecours tirez des remedes *alte-*
rants , ne reprochent - ils point
l'excès ou l'abus que l'on fait
des *évacuants* pour la guériſon
des maladies aiguës, dans leſquelles il y auroit ſouvent plus
de ſucs à corriger & de directions
à rétablir , que de glaires à fondre, ou d'humeurs à évacuer.

Une vertu ſi étenduë , puis
qu'elle s'exerce utilement ſur un
auſſi grand nombre de maladies
aiguës où elle a de ſi merveilleux
ſuccès , donneroit à ſoupçonner

dans l'Opium une vertu generale, qui luy meriteroit le nom
ou le titre de panacée ; mais
cette idée, MONSIEUR, fe trouve infiniment fortifiée par le
nombre de fecours qu'on en tire
encore dans la plûpart des maladies chroniques. Celles des
femmes en font la preuve ; car
étant fuivant le calcul d'Hippocrate, de beaucoup fuperieures
en nombre à celles des hommes,
elles fourniffent à l'Opium beaucoup plus de témoignages. C'eft
qu'une double caufe fait toute
l'effence des maladies chroniques, & particulierement de celles des femmes ; fçavoir, le ral-
lentiffement du fang ou fon
épaififfement, joint à une difpofition *fpafmodique*, ou une convulfion *tonique* dans les *folides*,
c'eft-à dire dans les fibres nerveufes, lefquelles contraintes ou
moleftées dans leur fyftole, ou
violentées dans leurs *ofcillations*,

H vj

gênent la circulation de toute
la maſſe du ſang. En conſequence
ces cauſes en détournent le courant, en divertiſſent les ſucs,
en changent les directions, en
troublent ou en mêlent les ſe-
cretions; de là enfin ſe forment
les ſucs bizares qu'on obſerve en
tant de maladies chroniques, &
tant de ſymptômes extraordinaires qui étonnent le monde &
embarraſſent les Medecins. Or
l'Opium a dequoy remedier à
cette double cauſe, dequoy par
conſequent rectifier tous ces dé-
rangemens, & pacifier tous ces
deſordres.

Ces prérogatives ſi flateuſes
pour l'Opium, n'approchent
pourtant pas encore de la bonne opinion qu'en avoit un des
plus celebres Praticiens, (c'eſt
Plater) qui en faiſoit beaucoup d'uſage, & cet uſage luy
avoit ſi parfaitement réuſſi en
toute occaſion d'une pratique

frequente & nombreufe, qu'il
ne defefperoit point, (difoit-il)
de pouvoir empêcher un roüé
de mourir, par le moyen de l'O-
pium qu'il luy feroit prendre.
Hic ipfe Platerus dixit aliquando
fe poffe fuo opio in vitâ fervare
rotâ contractum. (ᵃ) C'eft que l'O-
pium paffe parmi ceux qui l'ont
pratiqué comme le confortant
né de la nature, parce qu'il la
débarraffe le plus efficacement
& le plus univerfellement qu'il
eft poffible des impuretez qui
la furchargent. En effet quoi
de plus efficace que la tranfpiration & les fueurs ? Car fur-
paffant comme elles font de
beaucoup toutes les autres évacuations prifes enfemble , elles
doivent être des plus puiffantes
pour operer une dépuration
univerfelle ; c'eft qu'elles éva-
cuent toutes les impuretez fous
la forme de vapeurs , & par-là
l'Opium fe montre le digeftif

(a) *Vide*
Vuedel.
opiol. p.
158.

le plus accompli & le plus naturel, puisque son operation est celle-là même de la nature, accoûtumée qu'elle est à travailler les sucs qu'elle médite d'évacuer, à force de les broyer, de les attenuer, de les affiner, pour les réduire dans un *alkool* autant subtil qu'une vapeur imperceptible. Cette vertu même n'a rien d'équivoque ni d'incertain dans l'Opium, puisque la sueur qu'il excite conserve l'odeur d'Opium, (a) comme si la nature eût voulu par-là mettre cet effet de l'Opium hors de doute. Mais elle a en même-temps insinué la benignité de cette sueur, en la rendant douce, (b) temperée & facile à supporter, marquée par consequent à son coin & de son sceau, qui est l'*euphorie*, la compagne fidele des évacuations loüables, ou avoüées par elle. Une vertu

(a) *Dioscorid. lib. 6. cap 17. Æginer. l. 5. ch. 43.*

(b) *Vvedel. opiol. p. 153.*

confortante dans l'Opium lui vient encore de l'action qu'il exerce fur les nerfs , dont il rétablit ou releve le *ton* , en les délivrant de la gêne convulfive où les tient la maladie, & leur rendant la liberté , la foupleffe & la régularité de leurs vibrations, ce qui eft un affermiffement ou un rappel de l'état naturel.

Mais une puiffance fi univer-felle fur l'œconomie animale , une évacuation qui eft univer-fellement celle de toutes les parties ; ce double objet de l'action de l'Opium qui affecte tout le corps en general, tout cela ne feroit-il point encore appercevoir dans l'Opium une forte de vertu de panacée , qu'on y foupçonne ? Elle paroît ce femble en tant de differens fuccès qu'il opere , non-feule-ment dans les differentes mala-dies chroniques , mais encore

dans les differens accidens de
ces maladies. Car l'accusation
vulgairement inventée contre
l'Opium qu'il bouche les vaiffeaux , κολλητικὸν τῶν φλεβῶν ,
qu'il fixe le fang , qu'il en
arrête le cours ou en re-
tarde la circulation , cette accufation , dis-je , eft évidemment fauffe , puifqu'après le
mouvement qu'il caufe dans le
fang , dont la fueur qui s'enfuit eft la preuve manifefte ,
on ne peut douter que l'Opium
ne rarefie le fang plûtôt qu'il
ne le condenfe ou ne l'épaifit.
Des Praticiens ont obfervé
même qu'il enflâme le vifage
des malades , qu'il le couvre
du moins d'un rouge extraordinaire : d'autres qu'il ouvre
les vaiffeaux , ἀναστομωτικὸν τῶν
φλεβῶν , pourquoi il caufe des
piffements de fang ; enfin qu'il
lui eft arrivé d'avoir excité une
hœmorrhagie mortelle , par

l'ouverture d'une faignée , ayant été donné le jour que la faignée avoit été faite. (ᵃ) Ces accidents prouvent-ils que l'O- pium bouche les vaiſſeaux ? ou bien plûtôt ne prouvent-ils pas qu'il les ouvre , & en force les iſſuës ? En effet on éprouve ce qu'il peut en ce genre dans la cure des pâles couleurs , puiſ- qu'étant bien choiſi & fage- ment mêlé avec l'aloë , le mars , & femblables aperitifs , il procure l'évacuation qui man- que ou qui eſt dépravée. Ceci arrive , parce que pour l'ordi- naire la forte d'obſtruction , qui fait ou qui entretient ces fup- preſſions , confiſte dans un fer- rement *fpafmodique* , lequel re- treciſſant les diametres des *ex- cretoires* , s'oppofe à la fecretion qu'ils devroient faire : là-deſſus l'Opium venant à relâcher les fibres de ces vaiſſeaux de dé- charge , il leve cette obſtruc-

(ᵃ) *Hoff- man l. 2. de Medic. offi. in. c. 169. Pauli quadrip. botan. p. 422. v. Borel. obf. 57. centur. 4.*

truction & ainſi le *ton* étant rendu aux parties, & leurs directions
redreſſées & affermies, il déter-
mine l'évacuation qui doit ſe
faire par ces voies. (ᵃ) Auſſi
Hippocrate ordonne-t'il le ſuc
de pavot dans les maladies des
femmes ; & tout cela pour la
même raiſon, qu'un narcotique
venant à applanir le courant
du ſang, relâchant la criſpation
convulſive qui fait une affection nephretique, ou une paſ-
ſion hyſterique & les ſuppreſ-
ſions qui s'enſuivent, il cou-
pe, pour ainſi dire, le nœud
qui lioit les *excretoires*, & par-là
rétablit le cours des évacuations ſupprimées.

Galien lui-même qui paſſe
pour timide dans l'uſage des
narcotiques, employoit l'*O-*
pium, la *juſquiame*, la *mandra-*
gore en *opiat* dans les obſtructions du foye & de la rate, &
il ſemble qu'il tenoit cet uſage

(b) *Lib.*
2. de
Morbis
muliebr.
p. 237.

de *Philon* ancien Medecin ,
dont une antidote mêlé d'O-
pium portoit le nom , & d'un
Archigene qui fe fervoit de narcotiques pour la cure de l'hydropifie. Sur ces modeles on
trouve dans les fiecles fuivants
tant de *confeſtions narcotiques*
dans les écrits des Medecins,
qu'il eſt évident que la néceſſi-
té & l'urgence des cas qui ont
obligé à recourir à l'Opium ,
lui ont confervé un grand credit parmi les Praticiens ; & ce
credit a duré malgré tous les
préjugez qu'une ancienne Philofophie avoit infpirée contre
lui. Parmi ces confeﬅions ,
(fouvent d'un nom bizarre)
font les *philonium* , les *triphera* ,
les *antidotes* , les *requies* , la *theriaque* , le *mithridat* , &c. toutes préparations qui font devenuës celebres dans *Mefue* , *Præ-
pofitus* , *Scribonius Largus* , *Paul-
Æginet* , *Ætius* , *Trallien* , *Ac-*

tarius, *Albucasis*, *Serapion*, *Rhases* : & plusieurs d'entre-elles sont venuës jusqu'à nous, destinées la plûpart pour la cure des maladies chroniques, comme la *fiévre quarte*, la *jaunisse*, les *obstructions*, les *cachexies*, l'*hydropisie*. Dans les siécles posterieurs sont venus *Plater*, *Gesner*, *Hortius*, *Sennert*, & dans ces derniers temps *Sylvius d'Hollande* avec ses disciples ; *Willis*, *Minsicht*, *Zuvelfer*, *Sala*, *Hartmant*, *Freitagius*, *Quercetan*, *Tenzelius*, qui tous ont recommandé l'Opium ; la plûpart même en ont laissé des compositions ou des formules pour la cure de longues & penibles maladies.

L'Ecole de Paris a fourni aussi aux narcotiques des témoins des succès qu'ils en ont vû entre leurs mains. Rioland (a) loüe l'Opium dans les maux d'estomach. (b) Hollier

(a) *Enchirid. anat.*

(b) *Lib.* 1. *de morb. intern. c.* 32.

dans la cardialgie ; & Fernel (ᵃ)
avoit fes *trochifques* narcotiques
pour les grandes douleurs. L'E-
cole de Montpellier leur a don_
né auffi des protecteurs dans
les perfonnes de grands Praticiens , comme *Rondelet* , *Ran-
chin* , *Pachequus* dans Riviere ,
& *Riviere* lui-même. Au furplus
il eft peu de *Collecteurs* d'obfervations , dans lefquels on ne
voye que quantité de guérifons
furprenantes ne fe font faites
que par les narcotiques ; *Lotichius* tout feul ferviroit de preuve. C'eft apparemment que la
neceffité de tout temps a obli_
gé les Praticiens dans les grandes occafions à recourir à l'O-
pium , & en confequence les
fuccès qui en font refultez leur
ont fait comprendre la neceffité d'avoir toûjours dans les
boutiques aux ordres & fous la
main des Medecins de ces préparations anodimes , afin de

(c) *Lib.*
7. *Meth.*
Medend.
de trochi-
fcis.

pouvoir en tout temps em-
ployer des remedes , qui feroient plûtôt (dès le commencement peut-être , ou du moins
dans le courant des maladies)
ce que fouvent on ne leur permet de faire que tard ou fur
leurs fins. Delà font venus la
theriaque , le *mithridat* , le *diaf-*
cordium , les *piftules de cynoglof-*
fe , de *ftyrax* , de *Starkei* , de
Bechere, de *Vildegand*, le fyrop *de*
diacode , & de nos jours , la *the-*
riaque celefte , & *le fyrop de kara-*
bé : toutes compofitions qui fe
trouvent aujourd'hui communément dans les boutiques.
Tant de bons effets des narcotiques , en tant d'occafions où
il faut dégluer le fang , le rarefier & le rendre coulant , prou-
vent bien l'injuftice de l'accufation répanduë contre l'Opium ;
qu'il fixoit le fang ou qu'il
épaififfoit les humeurs. Auffi
dans les maladies mêmes où il

importe le plus de tenir le sang fluide, ou non ralenti, tel qu'est le scorbus, l'aveu du celebre Willis (a) devient une conviction en faveur de l'Opium, lorsqu'il dit qu'il aimeroit mieux dans la cure de cette cruelle maladie, manquer de tous les remedes que d'Opium ; car ajoute un autre Medecin (b) bien entendu en matiere de scorbut, si l'Opium n'ôte point absolument les douleurs dans cette affligeante maladie, du moins les soulage-t'il merveilleusement ; & tout ceci se trouve confirmé par la cure d'un *scorbutique hypochondriaque* faite par le celebre *Horstius.* Cure qui parut si merveilleuse, que parmi les compliments qu'il en reçût, elle lui valut des Vers faits à sa loüange & à celle de l'Opium. (c)

Permettez-moi, Monsieur, de vous exposer encore d'une

(a) *De scorbuto. ch. 10.*

(b) *Dra- vvisius de scorb. sect. 8.*

(c) *Vvt- del. opiol. p. 117.*

maniere plus fenfible le mal-entendu de cette accufation ; car autant qu'elle eft foûtenuë par le préjugé, autant eft-elle combattuë, détruite même, par l'ufage journalier de l'Opium ou des narcotiques ; car on en fait ordinairement une efpece de fpecifique pour la guérifon des *nodus*, des tumeurs *fquirreufes*, *fcorphuleufes*, *carcinomanteufes* même, foit pour les fondre ou les réfoudre, foit pour les rendre moins douloureufes. Dans ces vûës les Medecins-Chirurgiens employent l'Opium dans leur *emplàtres*, dans leurs *liniments*, dans leurs *onguents*, (a) &c. parce que l'Opium paffe pour un puiffant réfolutif, & cette vertu lui eft affûrée par les obfervations de Praticiens celebres, comme *Horftius*, *Plater*, *Riverius*, (b) &c. A cela fi l'on ajoûte les excellens effets de la ciguë, (c)

dont

(a) *Barbet. Prax. Med. l. 1. 2. de Kers in not. & obf.*

(b) v. *Tilingius de laudano. p. 545.*

(c) *Vvedel. opiol. p. 28.*

dont l'*emplâtre* est celebre en pareil cas ; de la *jusquiame*, de la *mandragore*, dont les huiles sont encore en réputation pour même chose, peut-on se refuser à la conviction que l'Opium & les narcotiques ne font rien si peu que d'épaisir le sang & fixer les humeurs. Au reste, l'usage de l'Opium employé exterieurement, vient d'ancien temps en Medecine, car *Hollier* rapporte la description d'un cataplasme anodin à raison de l'Opium qui y entre en assez bonne dose, lequel paroît descendu des premiers siecles de la Medecine, puisqu'il se trouve décrit dans *Galien*, (a) & que *Galien* tenoit d'*Asclepiade.* Ce cataplasme convient fort à la goûte, & en en effet les livres des Praticiens (b) sur cette maladie, sont pleins de formules anodines de toutes les façons, *cataplasmes*,

(a) Lib 10. de compos. Medicam c. 3.
(b) Vide Lorich. obs. Rol. frit freiray. Mynsche Lescieus.

I

*fomentations , baumes , lini-
mens* , dans toutes lesquelles l'Opium est largement répandu. Les narcotiques se trouvent même dans de bons Auteurs (a) avec les *caustiques* , comme pour familiariser ces douloureux remedes avec la nature, ou les lui faire agréer. *Plater* applique l'Opium lui-même sur les parties doulou-reuses. *Horstius* le fait prendre pendant deux ou trois jours à ceux qui doivent être taillez , pour les préparer à cette cruelle operation ; & la pratique de quelques grands Chirurgiens de son temps étoit de faire prendre de l'Opium à leurs blessez , quand les blessures étoient grandes , ou lorsqu'il y avoit à craindre dans la suite des inflammations, des dépôts &c, c'est pourquoi un Chirurgien passe pour bien habile , quand il sçait employer

(a) *Vigo lib.* 8. *c.* 13. *Glan-dorph. gazophl.* o. 4.

l'Opium. *Magni faciendus Chirurgus qui laudani usum ritè noverit.* (ᵃ) Mais un autre usage de l'Opium autorisé par de grands Medecins pour prévenir les accidents qui attirent la gangrenne, devient encore une preuve sensible du peu de fondement qu'il y a dans l'accusation qui a prévenu les esprits, que l'action propre ou essentielle de l'Opium est de fixer le sang & d'épaissir les humeurs. Car enfin sera-t'il raisonnable d'imaginer que l'Opium soit capable d'empêcher la gangrene de venir aux grandes playes, en même-temps qu'un usage heureux de ce remede entre les mains d'habiles Maîtres, aura fait connoître qu'il peut la prévenir ; Aussi est-ce une observation non moins favorable à l'Opium en pareil cas , que dans les érésipeles ulcerez ; car ces tumeurs sont les plus sujet-

(a) *Salé de Laudan.* p. 314.

res de toutes à tomber en gangrenne , comme le fçavent
ceux qui ont étudié & fuivi de
près cette maladie , & cependant l'application exterieure de
l'Opium réüffit fingulierement
à en éloigner la gangrene.
Mais la preuve devient con-
vainquante , dès que , comme
on l'a obfervé , des narcotiques les plus puiffants & les
plus décriez , deviennent d'excellens remedes pour la guérifon de la gangrene elle-même,
lorfqu'elle eft déja formée , dût-
elle fa naiffance à l'excès du
froid des grands hivers , dans
lefquels les extremitez en certains corps tombent en morti-
fication. En effet on fçait par
l'experience (ᵃ) que le *tabac* &
la *jufquiame* font d'un très-
grand fecours appliquez fur la
gangrenne ou fur les ulceres
gangreneux. (b) Il eft encore
des remedes autorifez dans le

(a) V. *Magnan.* p. 134. 144. *Nicand. de tabaco.* p. 164 199.
(b) *Fricxius de nicotiana.*
Fricxius de vener. cap. de hyofciame.

public pour la guérifon de la gangrene , & ces remedes font des huiles ou des baumes com-pofez uniquement avec le *ta-bac* , la *jufquiame* , la *cynogloffe* & le vin. Ce n'eft point, MON-SIEUR , que je veüille don-ner crédit aux recettes cou-rantes par le monde , ou aux fecrets prétendus de tant de guerifleurs , qui innondent le public ; mais un empirifme rai-fonnable , ou bien entendu , MONSIEUR , vaudroit bien une Medecine qui feroit plus rai-fonnée que raifonnable , & qui feroit fans experience. J'em-prunte ce fentiment d'un grand homme en pratique , c'eft du celebre *Craton* , (a) ce Mede-cin fameux, & qui fut premier Medecin de quatre Empe-reurs ; voici fes termes : *Medi-cina expertà cum ratione adhibi-ta , plus valet iis , quæ inter-dum fubitò à doctiffimo etiam me-*

(a) Con-
fil. 10.
l. 2.

*dico magnà ratione adhibitâ ex-
cogitantur ; hac que parte ratio-
nales etiam medici Empiricis cedere debent ex sententiâ Hippocra-
tis.* D'ailleurs une avanture que
j'ai eu là-dessus, m'a vallu une
sorte de découverte ; l'a voici.
Souffrez-en, je vous prie, Monsieur , le recit abbregé. Un
Medecin de Province qui avoit
la réputation d'avoir un specifique pour la gangrene, fut appellé ici pour une personne de
la plus haute qualité qui mou-
rut sans avoir eu le temps de
pratiquer ce remede. Ayant eu
occasion d'entretenir ce Medecin , j'essayé de le faire parler
sur son specifique , dont il me
racontoit mille hauts faits avec
une simplicité & une candeur,
qui inspiroient de la confiance.
Je ne lui fis qu'une seule ques-
tion , c'étoit si son remede n'é-
toit point composé de plantes
narcotiques ; alors sans me laif-

fer aller plus loin , il me ré-
pondit fur le champ que je lui
en demandois trop. Ce fut pour
moi un aveu tacite , car je me
reffouvins d'une huile (comme
on l'appelloit) que j'avois vû
merveilleufement eftimée pour
pour la gangrene , & cette huile fe faifoit certainement avec
le *tabac* , la *jufquiame* , la *cynogloffe* , & le vin. Ces fortes
d'hiftoires , MONSIEUR , ne
paroiffent fupportables , quand
comme celle-ci, elles fe trouvent appuyées de faits & d'experiences. Car certainement
l'huile ci-deffus mentionnée a
eu des fuccès autentiques pour
la guérifon de playes gangre-
neufes. Me permettez - vous ,
MONSIEUR , d'ajoûter à ceci
ce qui m'eft arrivé de faire avec
une réüffite furprenante pour
la cure d'une gangrene feche ?
Elle occupoit le doigt de la
main d'une Dame fur laquelle

elle faisoit tant de progrès , & y
avec des douleurs si énormes ,
que la main déja devenuë fort
malade faisoit craindre qu'il ne
fallut en venir à lui couper le
poignet. D'habiles Chirurgiens
y avoient appliqué les *spiritueux*, les plus appropriez contre la pouriture. Je pris une autre route , je fis saigner la malade plusieurs fois en très-peu
de tems , je la mis aux boüillons temperez , aux délayants
& à l'usage des narcotiques
qu'on lui donnoit au moins
tous les soirs. Les douleurs ces-
serent , & la playe s'étant hu-
mectée , la malade non-seulement sauva sa main , mais il ne
lui en coûta qu'une partie de
son doit. Cette observation est
d'autant plus remarquable , que
cette gangrene étoit entrete-
nuë par une cause interne ; aussi
m'appliquai - je soigneusement
à changer le sang ou à le renou-

veller, en substituant des sucs nourrissiers qui fussent doux & frais, à la quantité de sang que je faisois ôter ; tandis que par le moyen des narcotiques je défendois le genre nerveux, en arrêtant les irritations que lui causoit une lymphe acre ou piquante qui abrevoit la tissure, & rüinoit la souplesse de ses fibres.

L'utilité singuliere que l'on tire pour la cure de la gangrene des remedes qui sont tout à la fois aromatiques, confortants & humectants, tel que se trouve le *styrax* appliqué exterieurement sur la gangrene, confirme ce qu'on vient d'avancer. Car ce sont des anodins, amis des nerfs, au lieu que les *spiritueux volatils* ou trop développez, comme les esprits de vin & les baumes qui en sont composez, leur sont contraires. En effet comme suivant la remarque de

(a) *Linder de venenis.*

Linder , (ᵃ) (si éclairé sur la Physique des poisons , & des choses qui sont capitalement ennemies des nerfs) l'esprit de vin pris à la fin des repas durcit le chyle & le sang qui s'en forme ; tout de même des esprits *urineux ardents* immédiatement appliquez sur des parties nerveuses (celles-là même qui sont le plus en souffrance dans les gangrenes) augmentent la crispation convulsive qui les serre , & les endurcissent dans cette maladie. Car sans examiner ici l'état ou la qualité des fluides dans la gangrene , le plus grand mal qu'ils souffrent alors consiste principalement en ce qu'ils sont comprimez & comme étranglez par le serrement convulsif des vaisseaux qui les contiennent. Ainsi, Monsieur , tant éloignée que pourroit paroître la matiere des gangrenes de l'objet qui fait celui

de cette differtation, elle y revient naturellement, puifque
la difpofition *fpafmodique*, quand
elle fait l'effence d'une maladie,
eft de la jurifdiction propre &
directe de la puiffance ou de
la vertu des narcotiques. C'eft
donc pourquoi tant de remedes
qui font en réputation d'écarter les menaces de gangrene,
font pour la plûpart des anodins, ou des narcotiques mêmes ; non - feulement appliquez fur le mal, mais encore
donnez interieurement. Car
fans rappeller ici l'obfervation
d'*Horftius* & du Chirurgien
dont il fait une mention fi ho-
norable, *Plater* qui fe connoiffoit certainement bien en narcotiques, ordonnoit l'Opium
dans les grandes douleurs des
bleffez, ce qui fait même
précifément au fujet prefent.
En effet les grandes douleurs
dans les bleffures, dans les tu-

meurs & dans la dyſſenterie , annoncent la gangrene , juſques-là que le ſigne certain d'une gangrene conſommée , c'eſt la ceſſation ſoudaine ou l'abolition inopinée de toute douleur. Après cela paroîtra-t'il déraiſonnable de penſer que des remedes ſingulierement deſtinez à appaiſer les douleurs , doivent être cenſez d'une très-grande utilité pour prévenir la gangrene ; Enfin que de ſemblables douleurs cedant à ces ſortes de remedes , deviennent des preuves que l'on eſt certainement ſur les voies de la guériſon de cette maladie ?

Or tant de guériſons en tout genre de maladies par les narcotiques , entre les mains de tant de Medecins de differents Païs , & d'Ecoles differentes , acquierent à l'Opium une generalité de vertu ou un conſentement general de ſon ex-

cellence. Auffi un Auteur (ᵃ) ce-
lebre de nos jours perfuadé par
tant d'experiences heureufes &
multipliées, conclut-il, appuyé
fur tout du fuffrage ou de l'autorité de Mʳ. Willis, à reconnoître que l'état prefent de la
Medecine ne peut fe paffer
d'Opium. *Quo Medicinæ ftatus
minime carere poteft* ; ce font ces
termes. Penfant au furplus comme Mʳ *Sylvius d'Hollande*, qui
avoüoit à qui vouloit l'entendre,
qu'il auroit mieux aimé renoncer
à tous les remedes de la Medecine, que de manquer d'Opium.
*Libentiùs medicinæ renunciare,
quam opio carere.* (ᵇ) Ce témoignage d'un Medecin fi heureux
chez fes malades, fuffiroit pour
donner à l'Opium, qui lui réuf-
fiffoit fi parfaitement, plus de
credit & de confiance, que ne
lui en accordent bien des Medecins de nos jours. Cette confiance
auroit d'autant plus de fonde-

(a) *Funcken.chym.
experiment.* p.
444.

(b) *Ibid.*

ment que de grands Praticiens, comme *Plater*, *Horstius*, *Gesner*, &c, Parmi les anciens; *Sylvius*, *Sydenham*, *Morton*, *Freind*, *Pitcarne*, &c, Parmi les modernes, ont été très heureux dans leur pratique, en faisant un très grand usage d'Opium. Mais la prévention ayant une fois saisi les esprits des Medecins & intimidé ceux des malades, il faut en Medecine, pour y bien réussir, comme en Philosophie, pour y raisonner sensément, il faut dis-je renoncer aux préjugez de l'éducation. Oubliant donc l'opinion calomnieusement répanduë contre l'Opium pendant des siecles entiers, il faut se laisser vaincre à la fidelité constante de ce remede, entre les mains de ceux qui l'ont pratiqué continuellement, pour lui rendre la justice que lui ont vallu ses succès. *Optandum sanè cum Platero ut Medici hanc introductam & malè inveteratam de perniciofo opii ufu opinionem deponant, cum fine opio fæpiffime fe turpiter dent, nec quidquam fermè laude dignum deftituti tam heroico medicamento efficere poffint.* (ª) C'eft le confeil de ces grands Medecins ; comme la premiere démarche qu'il faut faire pour fe ramener à l'équité dûë à ce remede, & lui rendre l'honneur qui lui eft acquis. En effet on le trouve honnoré des titres de *divin* & de *don du ciel, divinum medicamentum fomniferum tam in opio quàm alibi, donum eft creatoris fpecificum,* (ᵇ) & ce fera le moyen d'enrichir la Medecine d'autant de fuccès qu'il a de vertus, fi fouvent confirmées à l'honneur de la profeffion, & pour le foulagement des malades. Il faut pourtant l'avoüer, les Medecins qui ont fuccedé à ces grands Maîtres, & en particulier les difciples du fameux *Sylvius d'Hollande,* n'ont pas la

(a) *Vvedel. opiol.* p. 151.

(b) *Vvedel. opiol.* p. 141.

réputation d'avoir été auſſi heureux que lui en pratique ; & parce qu'ils étoient les éleves de ce fameux Praticien, on s'eſt laiſſé aller à croire que l'Opium qu'ils avoient vû ſi ſouvent employer à leur maître, pouvoit avoir été dans leurs mains la cauſe des diſgraces qui leur arrivoient, ou des manquements de réuſſite qu'ils avoient eu à eſſuyer. Mais c'eſt qu'il eſt de ce remede comme de tous les autres, dont l'indiſcretion ou la temerité fait des drogues meurtrieres, au lieu que la methode en fait des ſecrets, c'eſt-à dire des addreſſes ou un ſçavoir faire en Medecine, ſuivant cette réponſe d'un grand Praticien (ᵃ) à ſes diſciples, *habete meam methodum, & habebitis mea ſecreta.*

(a) *Capivacius.*

Il eſt donc une methode pour l'uſage de l'Opium ou des narcotiques, & cette methode n'eſt qu'une ſuite d'obſervations conftantes qui acquierent à un Praticien la fagefle qui le préferve des inconveniens qui arrivent dans l'ufage de ce remede. Ces inconveniens par confé-quent ne doivent être impu-tez qu'à l'imperitie de ceux qui le manient, fans être fuffi-famment inftruits de ces regles ; car ce font elles qui affurent les grands fuccès qui honorent la pratique de ceux qui les ont apprifes. Les principales regles de cette methode font de con-noître ou de bien diftinguer les fortes de maladies où l'Opium convient, les temps de ces ma-ladies où il faut le placer, la forme fous laquelle il faut le donner, la dofe ou la quantité qu'il en faut employer.

La forte de maladie s'apper-çoit & s'offre d'abord à qui a bien compris la vertu naturelle ou fpecifique de l'Opium ; & parce que cette vertu s'exerce

singulierement fur les nerfs, l'on
comprend que les maladies où
les nerfs font affectez, font celles
auxquelles l'Opium paroît mieux
convenir. Suivant cette idée il
feroit peut-être peu de maladies
où l'Opium ne pût être indiqué ;
puis qu'il en eft peu qui ne doivent leur naiffance ou leur pro-
grès aux troubles de la *vertu
fyftaltique* des folides, irritée ou
dérangée ; & cela même mon-
treroit dans l'Opium une vertu
generale à y remedier. Il eft
pourtant des maladies où les
nerfs font plus évidemment en
fouffrance, & ce font celles-là
qui demandent fpecialement l'u-
fage des narcotiques. Or cet
état de fouffrance dans les nerfs,
leur vient ou du vice du fuc qui
leur eft propre, ou du vice des
fucs qui leur font analogues,
c'eft-à-dire ou du *fuc nerveux*,
ou des fucs *lymphatiques*, parce
qu'ils font avec celuy-cy en con-

formité de substance. Par là il devient manifeste que l'Opium convient moins aux maladies où le sang est plus alteré dans sa partie rouge que dans sa partie blanche. Ainsi par une consequence naturelle, un état de plethore veritable, où le sang moins corrompu que surabondant, prenant trop de ressort se déploye, s'exalte & gonfle les vaisseaux, un pareil état, dis-je, donne moins lieu à l'usage de l'Opium. De même encore les premiers temps dans les maladies naissantes où le sang alteré dans sa partie rouge, se trouvé dans cet état, luy sont moins favorables ; car alors le choc des globules du sang se fait entre eux & contre les fibres nerveuses qu'ils heurtent & qu'ils agitent ; d'ailleurs la cause de l'*éretisme* qu'on observe alors étant plus humoral, ou plus directement de la dépendance des fluides , que *spasmodique*, ou de l'indisposition des solides ; tout cela indique moins le secours des narcotiques. C'est le cas des fiévres purement ardentes, où le sang abondant, bouffant & trop développé porte le trouble & le desordre dans l'économie animale. Il en est de même encore des commencemens des maladies aiguës dans des corps jeunes & replets, où la pleni- tude fait les tumultes qui arri- vent alors. Mais quand le sang vicié dans sa partie blanche cause une maladie, l'homogenei- té de substance où l'affinité de nature entre la lymphe sanguine & la lymphe nervale , fait que le genre nerveux s'interesse bien- tôt. C'est lors qu'un esprit étran- ger ou un *volatil* sauvage, étant inaliable avec le sang, il se con- centre & se confond dans sa partie blanche, laquelle, com- me feroit l'esprit de vin , il épais-

sit sans se fixer soy-même : Au
contraire toujours plein de force
ou d'activité, il s'emporte ou fuse
vers les nerfs, & il y est conduit
par la continuité de la file que
la lymphe du sang fait avec la
lymphe qui les remplit. Il y
passe donc, il s'y insinuë, & là
se mêlant avec la lymphe ne-
ruale,& l'impregnant de sa vertu
il l'agite, & avec elle les fibres
qui la contiennent. Celles-cy
donc ainsi agacées, produisent
des trémoussements convulsifs,
lesquels étant les signes & les témoins de l'état compatissant des
nerfs, indiquent l'usage des calmants.

Mais si ce *volatil* déchaîné,
pour ainsi dire, ou comme écha-
pé à la *concentration*, dans laquelle pouroit le contenir la
lymphe du sang, en le liant dans
ses parties rameuses & embar-
rassantes, se conserve en force
& dans tout son elasticité, alors

comme un reſſort qui n'eſt plus
retenu , il rompt, briſe & déchire
les parties fibreuſes de cette
lymphe ; & cette lymphe ainſi
diviſée , fonduë ou liquefiée devient la matiere & la ſource des
fontes catarrheuſes qui cauſent
des fluxions , des toux , des douleurs poignantes ; car tous ces
accidents ſont en effet ordinaires
aux fiévres continuës , auxquels
ſe joignent volontiers des maux
de gorge, des fluxions de poi-
trines , des points de côté , des
douleurs *rhumatiſantes*. D'auſſi
preſſants ſymptomes demandent
d'auſſi preſſants ſecours que ceux
des narcotiques , parce que prévenant & arrêtant les *criſpations*
convulſives des membranes & de
leurs *excretoires*, ils contiennent
les vaiſſeaux applanis , & les ſucs
qui y roulent dans leurs directions naturelles, & prémuniſſant
ainſi ces parties contre l'*erethiſme*
que leur cauſe l'activité de ce

volatil vicié, ils épargnent au
m. lade d'affligeants accidents,
& au Medecin de pénibles &
périlleux embarras. C'est ainsi
que le syrop de *diacode* moderé-
ment mêlé avec l'eau de coquelicot & les *absorbants diaphoreti-*
ques appropriez à la maladie,
composent des potions douce-
ment *calmantes*, lesquels étant
prudemment réïterées, abregent
de grandes maladies, que les
irritants, comme les *purgatifs*, ,
les *émetiques* & les *fondants* troublent & allongent par le décon-
certement où ils jettent la nature. Mais ce *volatil* acre tant
exalté, & dominant sur la *lymphe*
du sang, la resout quelquefois
en vapeurs, ce qui est une sorte
de dissolution plus spiritueuse
que humorale, ou comme une
fonte seche, parce que c'est une
attenuation énorme, ou comme
une *fusion* vaporeuse, dans la-
-quelle il réduit les sucs nourri-

ciers. Car un esprit aussi actif les
met non en poudre, mais en
exhalaisons ou esprits impalpa-
bles, qui ne se rendent sensibles
que par les *vents* ou les *flatuosi-*
tez ; de là naissent les *emphyse-*
mes , les enflures fausses ou les
bouffissures, que causent ces sucs
rarefiez & élastiques en certaines
maladies aiguës.

Il est vray, MONSIEUR, qu'on
ne s'occupe gueres aujourd'huy
en Medecine d'aussi legeres idées
que celles des vents, & de semblables menuës causes de maladies, préoccupez que se trouvent les esprits de la plûpart des
Medecins, de celles d'humeurs
grossieres, d'amas de glaires ou
de colles que l'on donne pour
causes ordinaires à tous les maux.
Cependant ce sera tout au plus
une étiologie inapperçûë que je
propose, ou plutôt que je ramene, car elle a été negligée, ou-
bliée, pour mieux dire, à en ju-

ger

ger par l'ouvrage d'Hippocrate, (a) où l'on voit combien de
part il donnoit aux vents dans
les maladies. Un autre Medecin
depuis luy, en a fait aussi un
Traité (b) qui a son merite;
mais ce sera ici, si vous me le
permettez, Monsieur, un fond
de reflexions que j'auray l'honneur de discuter avec vous,
pour m'instruire moy-même, en
y excitant les autres. C'est une
notion vulgaire, appuyée d'une
Physique mal dégrossie des préjugez populaires, que l'on s'est
laissé persuader dans le monde
Medecin, que les vents étant
produits par des sucs cruds, il
ne pouvoit s'en faire dans les
maladies aiguës, où pour l'ordinaire tout est en ardeurs & en
feux. Mais de nouvelles con-
noissances sur les proprietez de
la matiere, en particulier sur ses
exaltations, ses *cohobations*, ses
volatilisations, au moyen des-

K

(a) *Lib. de flatib.*

(b) *Fienus de flatib.*

quelles des *mixtes* fe réduifentem
alkool ou en *volatils*, ont éclairé
l'efprit. L'on a donc compris la
maniere comment le fang pouffé
par une force non moins puif-
fante qu'un feu du dernier degré
de *reverbere*, fe rarefie & s'affine
dans fa partie aqueufe, jufqu'au
point de s'en aller (comme dans
un *alembic*) en vapeurs, en vents,
en exhalaifons par toutes les
iffuës qu'il rencontre. Dans cet
état c'eft un fang flatueux qui
remplit les vaiffeaux, & qui s'é-
vapore avec violence par tous
les *excretoires* de la tranfpiration;
mais dans cette difpofition, ce
n'eft plus une vapeur douce,
fine, molle & *halitueufe*, qui s'é-
chappe à travers les pores des
parties, mais un efprit ardent,
une vapeur ignée, qui fufe à
travers les *excretoires* des membranes qui les enveloppent. Au
lieu donc d'une rofée fine &
amolliffante, qui devroit exuder

infenſiblement de chaque point de ces enveloppes pour les rendre ſouples, *meables & tranſpirables*, c'eſt un air ſec, impétueux & brûlant, lequel ſemblable à celuy d'un *æolipile*, ſouffle dans les parties, comme par des *regitres*, à travers d'un million de petits tuyaux retrécis ou reſſerrez dans leurs iſſuës, leſquelles comme autant de petits *ſphinɛteres* ferrez dans leurs diametres, expriment ou chaſſent cet air avec violence. Or c'eſt cette violence & cette ardeur d'un air pouſſé avec force qui irrite ces parties, & qui y cauſe des ſymptomes *flatueux*, comme des points, des anxietez, des gonflemens, ou des *meteoriſmes* dans le bas ventre, ou des *borborigmes* dans les *hypochondres*, tous accidents qui ont ſingulierement occupé l'attention d'Hippocrate, & qui occupent encore celles des Praticiens de ſon

Ecole & de fa doctrine, & les embarraffent fouvent.

Mais ces accidents ne font pas les feuls, qu'un fang *flatueux* peut produire dans des maladies aiguës ; *le pourpre blanc* qui eft propre à certaines fiévres malignes, & particulierement à celles des accouchées, (ᵃ) n'eft autre chofe qu'une *éruption cutanée* d'une lymphe infiniment attenuée, acre & faline, qui pouffée dans les arteres *lymphatiques*, par la force & l'élafticité du *volatil* vicieux qui domine dans les arteres fanguines ou dans le fang, en écarte la portion blanche, comme plus molle & moins capable de refifter à l'activité de cet efprit, lequel emporté & impétueux, la pouffe à l'habitude du corps. Les *phlyctenes*, (cette irruption formidable, jufqu'à menacer de gangrene en certaines fiévres malignes ou peftilentielles) font encore dès

(ᵃ) *Vid. Hift. morb. Vvratifl.*

échapées de cette serosité fla--
tueuse, devenuë *caustique* par
l'ardeur qui l'exhale & la jette
hors des vaisseaux, car alors
comme une eau forte, ou comme un esprit corrosif, elle ron-
ge, brise & déchire les fibres
des parties sur lesquelles elle s'est
débordée.

Mais la disposition *flatueuse* du
sang ne se manifeste nulle part
tant, qu'en certaines maladies
ou fiévres aiguës des enfans, en
qui on apperçoit quelquefois une
bouffissure soudaine par toute
l'habitude du corps. Un Medecin
peu exercé dans ces maladies,
donneroit d'abord un purgatif
pour mettre dehors une pituite
prétenduë ou une serosité cruë,
qu'il croiroit cause de cette en-
flure; mais il augmenteroit un
accident qui a plus de singula-
rité que de danger; car outre
qu'il se dissipe souvent tout seul
avec du regime, de la patience

& tout au plus avec quelques
abforbants nitreux, c'est un fym-
ptome qui tient de la *crife*, en
ce que c'est moins un dépôt
d'humeurs, qu'un entrepôt que
fe fait la nature exceffivement vé-
getante, en mettant hors fon
chemin, & comme en referve
dans la peau, (l'*émonÉtoire* univerfel du corps) un *volatil* turbulent qu'elle a amorti en le
noyant dans une ferofité, dont
la *tranfpiration* la défait ou la dé-
baraffe. Une femblable ferofité,
mais plus attenuée, pouffée par
fon *volatil* vicieux, & retenuë
fous la furpeau dans des *excretoi-*
res engoüez par l'*expenfion* & l'é-
lafticité de ce fuc, fait *le pourpre*
blanc dont on vient de parler ;
car dans cette maladie la partie
blanche du fang développée,
exaltée & pouffée dans les *arte-*
res blanches ou *lymphatiques*, y
fait la même chofe que fa partie
rouge, dans le *pourpre rouge*. Au

surplus c'est dans l'un & l'autre pourpre un suc spiritueux ou un esprit flatueux, que l'élasticité du sang en se déployant pousse & engage dans ces issuës naturellement étroites & resserrées.

Quoy qu'il en soit, Monsieur, outre que ces sortes de symptomes s'apaisent par l'usage des *anodins* ou *calmants*, comme sont les *nitreux*, les *absorbants-diaphoretiques*, & les delayants, ceux qui ont pratiqué les *narcotiques* plus familierement, & avec plus de succès, ont reconnu & enseigné que les narcotiques eux-mêmes sont d'un puissant secours pour la guérison des vents. Car sans parler ici des *hypochondriaques* que les *borborigmes*, les *flatuositez*, les gonflemens & les vents fatiguent si cruellement, tous accidents contre lesquels on n'a trouvé rien de plus efficace que les narcotiques ; il est encore

reconnu que ces remedes non
feulement appaifent les vents,
mais encore qu'ils en empêchent
la production. *Opiata præ aliis
omnibus.... non tantum humores
plerofque corrigere apta nata funt,
& flatus diffipare, verum infuper*
&c. ([a]) Rien donc n'indique tant
l'ufage des anodins narcotiques
pour la cure des fiévres aiguës,
que ces fymptomes. qui mani-
feftent un fang flatueux, parce
qu'il fe développe tout dans un
volatil vicieux, qui pénetre le
genre nerveux & toutes les membranes, qui en font irritées par
les ébranlemens convulfifs qu'il
y excite; difpofition qui demande fingulierement l'ufage des
calmants. Mais le choix en fait
le prix entre les mains d'un Medecin, qui fçait les placer à propos, tant par rapport à la complexion du malade, qu'au temps
& au genie de la maladie.

Les temps des maladies aiguës

(a) *Syl-
vius de le*
Boe. *p.*
810. *art·*
225. *&c.*

dans lesquels il convient de donner les narcotiques, paroissent définis par le témoignage du celebre M^r. *Sylvius*, qui s'entendoit si parfaitement à placer l'Opium. Cet heureux Praticien étoit persuadé qu'il servoit singulierement à arrêter le boüillonnement des humeurs ou du sang dans le cœur ou ailleurs. *Opium vim habere (asseruimus) summam impediendi, compescendique vitiosam humorum acrium effervescentiam, tum in corde tum alibi, sine quà non solent excitari facile halitus noxii.* ([a]) Suivant donc cette maxime les narcotiques trouvent place dans les temps où le sang & les humeurs entrent dans cette disposition. On doit cependant observer dans les vûës de ce sage Medecin, d'où vient cette effervescence; car si c'est d'une bile qui s'enflamme, le narcotique convenable sera celui de *vitriol* ([b]) tel que

[a] *Id.* p. 275. art. 115.

[b] *Idem prax. medic.* lib. 116. ch. 261. art. 302. &c.

feroit aujourd'hui le *sel sedatif*; au lieu que si l'agitation des humeurs vient de *l'ataxie* des esprits, l'Opium lui-même deviendra preferable.

Avec cette distinction on se trouve merveilleusement aidé en pratique pour le choix des temps que nous cherchons; car moyennant cette discretion, les commencemens même d'une maladie, comme le progrès, comme tout autre temps peuvent quelquefois permettre l'usage de quelque narcotique. Si à ceci l'on joint l'observation d'un autre habile & sage Praticien de nos jours, (ª) qui est d'employer les *nitreux* (les calmants ordinaires de ce grand Medecin) il ne sera presque point de temps où ces sortes de remedes ne puissent trouver place. Enfin un Medecin connoisseur pourra démêler les occasions d'employer l'Opium lui-même, en étudiant la mala-

(a) Mr. *Stahl.*

die dans lefquelles le genre nerveux eft actuellement en fouffrance par des fentimens douloureux ou inquietants, & celles
dans lefquelles le genre nerveux
eft menacé dans le courant de
leur durée ; & cette connoiffance
lui viendra par l'ufage qui lui
aura appris que ces maladies fe
terminent ordinairement par des
mouvemens convulfifs &c. Suivant ces obfervations l'attention
d'un Medecin dès les premiers
moments d'une maladie naiffante, fe portera à prévoir la part
que le genre nerveux y a, ou y
doit avoir. Ainfi après avoir tout
menagé, tant par le regime de
vie, que par les évacuations convenables & fuffifantes, pour affoiblir l'impétuofité du mal, &
préferver le genre nerveux des
atteintes qu'il pourroit lui porter, il fe trouve en état de placer utilement les narcotiques.
Ce fera ou avant la purgation,

K vj

quand l'*erethisme* est trop grand, ou la *phlogose* trop declarée, ou du moins dès le soir de la purgation, suivant qu'il aura été possible de l'avancer, ou prudent de l'attendre, Or le regime en ceci est de grande valeur, car consistant en boüillons legerement faits avec les seules viandes de jeunes animaux, ou avec elles & l'orge ou le ris, on entretient les fibres nerveuses dans la souplesse necessaire, pour se laisser mettre en contraction par le purgatif qu'on medite, & pouvoir faire la pression convenable pour vuider les *excretoires* de sucs, dont on veut les dégorger. Ce regime sera soutenu de remedes sagement appropriez, & dirigez à même dessein, & ces remedes pris, par exemple, parmi les *delayants*, les *concentrants*, les adoucissants, menent un Medecin à l'heureux moment de pouvoir placer les narcotiques, &

faire auffi finir l'orage de la maladie.

Car delà viennent ces malheurs des narcotiques donnez
par des mains novices & teme-
raires, parce que ne les employant que lorfqu'on y eft forcé
par l'urgence de la douleur, du
tranfport au cerveau, ou de
quelque accident preffant, on
le fait fans y avoir préparé ni
les *fluides*, ni les *folides* ; deforte que toute avenuë fe trouvant
fermée à l'action propre des
narcotiques fur ceux-ci, ils en
exercent une toute contraire
fur ceux-là. Car alors c'eft un
volatil arrêté ou intercepté dans
le fang, qu'il agite, qu'il trouble, dont il confond les parties
ou les fucs, parce que des boüillons ou femblables nourritures
trop fucculentes ou trop fubf-
tantielles, ayant empâté toute
la maffe du fang, y auront formé une digue au paffage ou à

la pénétration de ce *volatil*.
Peut-être des *cordiaux* mal-entendus, & des *amers* précipitez,
l'auront-ils mise en turgescence , & ayant augmenté ainsi
son élasticité , l'auront renduë
impénétrable à la legereté de
ce remede. Enfin des purgatifs
indiscrets ou accelerez auront
porté *l'erethisme* dans le genre
nerveux, dont les fibres devenuës trop serrées dans leur tissure se feront fermées à la pénétration de ce remede. Car
tel est , Monsieur , la consequence du regime dans la medecine *alterative*, qui toute dépendante du volume & de la
qualité du sang , de la gravité
de ses globules, de leur volubilité , en même-temps de la fle-
xibilité ou de la souplesse de sa
fibre , enfin de la legereté de sa
lymphe , tient ou recouvre toutes ces qualitez , des alimens
ou de la pâture qu'on donne au

sang. Pour cette raison les grands Maîtres ont toûjours soigneusement recommandé à ceux qui seront plus curieux de multiplier les guérisons que les maladies, de se bien assûrer sur tout de l'état du sang dans les maladies, parce qu'il répond du succès des remedes. En effet, rien n'en arrête tant la réüssite que l'épaissement du sang, lorsque revêtu ou encuirassé, pour ainsi dire, d'une peau dure & coëneuse, il se trouve impénétrable à l'action des meilleurs remedes, parce que ne prenant point sur une substance si ferme, & si coriace ils deviennent ou s'en retournent comme mousses & sans effet.

Cette même disposition dans le sang est celle qui s'oppose particulierement à celle de l'Opium, car elle lui ôte son dissolvant propre ou son *menstrue* naturel ; c'est l'eau pure &

limpide , dans laquelle préfe-
rablement aux *menstrues* vineux
& spiritueux, des sortes de substance gommeuses, comme l'O-
pium acquierent une vertu singulierement propre à la nature
de nos corps. *Observatu dignum*
est gummosa ejusmodi, cum aqueis
extracta , vires suas cum corpore
nostro melius communicare quam
cum spirituosis. (a) La lymphe
du sang donc ainsi épaissie ,
ayant perdu sa qualité de fluide ou sa consistance aqueuse ,
est hors de convenance avec
l'Opium : elle ne peut donc le
dissoudre ni s'en rendre le vehicule pour le transmettre dans
le suc nerveux. Or cette disposition est celle du sang qu'on
trouve coënneux dans la plûpart des grandes maladies, &
souvent dans celles où les nerfs
sont ordinairement menacez.
Il est donc en pareil cas de l'habileté, & de la diligence d'un

(a) *Vve-*
del opiol.
p. 64.

Médecin d'affoiblir ou de diminuer au plûtôt cette mauvaise qualité. On croiroit les purgatifs propres à cet effet ; mais outre que dans les commencemens des grandes maladies, ils font un double mal, ils sont à tous égards bien moins sûrs que la saignée, 1º. Ils dépoüillent le sang de ce qu'il a de plus fluide dans sa partie blanche, & laisse comme à sec le restant des humeurs. 2º. Ils excitent dans les fibres nerveuses un ébranlement, lequel joint au fond d'*erethisme*, qui regne dans ces sortes de maladies, accelere les mouvemens convulsifs qui les menacent, & qui embarassent si étrangement : Au lieu que la saignée est infiniment plus sûre, parce qu'en general diminuant une bonne partie de cette lymphe épaisie, elle donne d'autant plus davantages à la vertu systaltique pour

brifer ces matieres épaiffies
qu'il en refte une moindre quantité après la faignée. Cette
quantité par conféquent ayant
moins de volume , oppofera
moins de réfiftance à la preffion
des arteres , & ces arteres al-
legées broyeront plus immédiatement & plus fortement
cette quantité amoindrie. Mais
cette faignée doit être faite du
bras , tandis (comme il arrive
lors d'une maladie naiffante)
que les grands vaiffeaux étant
encore pleins de fucs , qui menacent de s'engager dans les
vifceres , ces fucs ont befoin
d'être contenus dans leurs ca-
pacitéz. Dans cette conjonctu-
re donc la faignée du pied trop
tôt faite eft pernicieufe , ou de
funefte conféquence , parce que
précipitant les humeurs loin du
centre du corps , où la vertu
fyftaltique eft en force , elle les
porte aux extremitez , ce qui

feroit les déterminer vers les capillaires , où cette vertu étant
plus foible,& les parties plus mal-
aifées à remonter, elle affoiblit
le cours du fang d'autant qu'il
déchoit de force pour regagner
le cœur. C'eft donc un équilibre rompu dans la circulation
du fang , puifque la force du
cœur demeurant la même , c'eft
la même colonne de fang qui
defcendra par les arteres , &
la même impetuofité qui le
portera ; tandis que la colonne du fang qui remontera par
les veines aura perdu de fon
volume & de fa force. Que de
congeftions donc , que de *confi-*
dences , que d'affaiffemens ne
s'enfuivent point de cette dif-
parité d''équilibre ? Car d'ailleurs il eft étrange , Monsieur , qu'on penfe fi peu
combien il eft facile d'attirer
des dépôts ou des embarras fur
les jambes , en y déterminant

les humeurs , puifqu'on obferve en pratique , qu'il eft dangereux de laver feulement les
jambes dans l'eau chaude , fut-
ce une decoction d'herbes aromatiques ou émollientes , parce que l'on en voit arriver une
telle *atonie* dans les parties baffes , que les cuiffes & les jambes en font demeurées per-
cluës en moins de vingt-quatre
heures ; ou bien une telle *re-*
traction ou retirement dans les
nerfs , que les jambes en font
reftées en peu d'heures dans une
contraction habituelle. Mais ce
feroit fortir de mon fujet , &
je m'y r'appelle en concluant
que dans le cas propofé ci-deffus , la faignée en general eft
plus fûre que la purgation ,
pour diminuer la quantité de la
lymphe épaiffie , & cela me
fuffit pour le prefent.

Les difgraces arrivées à l'O-
pium font venuës encore la

plûpart de la faute que l'on a
commife dans la dofe ou la
quantité en laquelle on l'a donné. La regle donc la plus neceffaire pour l'ufage des narcotiques , confifte à fçavoir bien
en graduer la quantité. Mais il
eft étonnant que l'on ait pû s'a-
bufer là-deffus , puifque l'on
fçait que les fautes qui ont été
commifes à ce fujet , ont été
pour l'ordinaire dans l'excès ,
c'eft-à-dire , plûtôt pour en
avoir donné trop, que trop peu.
*Peccatur hic magis exceffu, quam
defectu.* (a) Ainfi il eft une regle
generale avec laquelle on ne
peut fe méprendre dans la dofe des narcotiques , & qui par-
confequent fera éviter tout inconvenient. *Generalis cautela eft,
tutius effe fubfiftendum femper in-
fra fummam dofim, & præftare
repetita potius vice , ut voti compos fiat medicus , quam extrema
ftatim tentando opprobrium fibi*

(a) *Wve*
del. opiol.
p. 150.

(a) *Ibid.* *accerſat.* (a) Et cette regle eſt tirée de l'uſage, ſçavoîr qu'en matiere de narcotiques il faut toûjours commencer par peu. *Quoad doſim (narticorum) à levioribus incipiendum ſuadent.* (b) C'eſt d'après de ſemblables obſervations que le celebre Mr. *Sylvius d'Hollande* donne ſa methode conſtante & certaine pour employer utilement les narcotiques. *Puto (dit-il) me viam oſtendiſſe facilem & commodam, quam ſecurè ſequetur unus quiſque iterati ſæpe inculcati mei moniti memor ; Opiata uſurpanda eſſe quantitate minima, partitis potius exhibenda vicibus, quam ſimul & ſemel.* (c) Et peut-être ſe trouvera-t'il dans cette regle de pratique la raiſon des heureux ſuccès qui étoient ordinaires dans celle de ce grand Medecin ; après l'aſſûrance qu'il donne & la promeſſe qu'il fait d'une pratique ſûre, abre-

(b) *Vide fabr. hild. de gangren. c. 24.*

(c) *Sylvius de le Boë trax. Medic. l. 2. c. 26. art. 28.*

gée & commode par le moyen de l'Opium. *Omnibus* (ajoûte-t'il) *qui hoc meum sequentur monitum, tutam, citam, jucundamque (Puto) posse polliceri praxim.* (a) En effet c'est une pareille méthode de donner l'Opium que le sçavant M^r. Freind exempte de tout inconvenient, & il en parle ainsi, pour l'avoir appris & s'y être confirmé par son experience. *Quam methodum non modo periculo omni vacare, sed raro infeliciter adhiberi expertus sum.* (b)

Le décri qu'à encouru l'Opium est encore venu de l'opinion que l'on a répanduë, qu'il ne servoit qu'à faire dormir, en quoi se trouve une ignorance grossiere au jugement de ce sçavant Anglois. *Igno-rant certè quid efficere possint opiata, qui eà horà decubitùs pro somno tantum conciliando adhibent, quasi nihil emolumenti*

(a) Ibid.

(b) Freind. Emmenolo. p. 114.

præstaret , nisi stuporem induce-

(c) Ibid. *ret , papaver.* (ª) Voilà donc , MONSIEUR , ce qui a fait tant de tort à la réputation de l'O-pium , parce qu'on n'en a fait connoître au peuple que la moindre & la plus suspecte de ses vertus , qui est celle de fai-re dormir. Car comme souvent il ne fait dormir , qu'étant don-né en forte dose , il en est ré-sulté beaucoup de malheurs. Mais pour le dire ici en passant , cet inconvenient est celui de plusieurs excellens remedes , que l'on donne à trop large dose , parce que ne les croyant capables que d'un effet sensi-ble qu'on en veut obtenir , on leur fait perdre quantité d'a-vantages singuliers, que l'on en tireroit en les donnant en pe-tite dose , suivie , & réïterée. C'est particulierement le cas de l'Opium , lequel ainsi donné sans operer un sommeil bien

sensible ,

fenfible , fait pourtant fuivant l'obfervation d'habiles Praticiens, qui l'ont le plus pratiqué & ainfi adminiftré, deux excellents effets. 1o. Il eft fouverain pour corriger l'acrimonie des humeurs la plus declarée. 2°. Il tempere ou réprime la fenfibilité de l'eftomach , en calmant l'irritation fpafmodique de fes fibres : *Imprimis tum ad urgentem humorum acrimoniam temperandam , tum ad fenfum ventriculi obtemdendum , moleftamque ipfius contractionem fedandam , conducit opium . . . fi quantitate parvá fæpius ufurpetur.* (a)

A ces fecours de l'Opium le fçavant M^r. *Freind* en ajoûte plufieurs autres , toûjours en le donnant en petites dofes réïterées. Le principal de ces fecours eft d'attenuer le fang , de l'affiner , & de le rendre parfaitement coulant , facile à broyer & à circuler. *Quod fi*

L

(a) *Sylvius de le Boë Prax. Med. l.* 1 *c.* 6. *art.* 17.

dosibus nimoribus exhibetur opium, remedio ita leni atque efficaci adjutus sanguis, iis sensim instruitur viribus, quæ ab aliis forte attenuantibus frustrà sperari poterant. ([a]) Desorte que l'Opium devient ainsi un des plus puissants aperitifs, en dégageant les vaisseaux ou les preservant de congestions, dont un sang ralenti & croupissant seroit capable. *Cum sanguinis particulas ita attenuat opium, facit ut si quid in arteriolis hæserit, jam in venas trajici queat : unde remotâ omni obstructione cessat ille, qui ab humoribus stagnantibus sæpe oritur, dolor.* ([b]) Mais l'Opium ainsi menagé dégage non-seulement les vaisseaux des digues qui s'y étoient formées, mais encore il débarasse les visceres des matieres & des corps étranges qui y seroient retenus. *Animo ita refecto, ut experiuntur ii, qui Opium parciore dosi interdiu*

(a) *Freind. Emmenol* p. 114.

(b) *Idem* p. 152.

affumunt , obrepit fenfim doloris oblivio ; viribus vero roboratis , nonnunquam fit , ut fœtum , calculum (a) *(& lochia* (b) *) expellant opiata.* Ce fage Praticien ex- pliquant tout ceci en détail, découvre bien d'autres avanta- ges de l'Opium donné en petite dofe réïterée ; pourvû, ajoûte- t'il, que le cours du fang n'ait point été jetté hors de fes er- remens naturels ou mis hors de fes directions. *Ita fere corpus afficiunt modicà dofi affumpta opiata , cum adhuc intra debitos limites conftiterit ea , quæ ad vafa inducitur , plenitudo.* (c) Condition, MONSIEUR , qui avertit pour- quoi l'Opium réüffit fi mal , quand on a tout dérangé dans l'œconomie animale par l'excès & l'indifcretion des *purgatifs* , des *émetiques* , des *fondants* , &c. Si à tout ceci l'on ajoûte les obfervations faites par cet il- luftre Auteur, en injectant l'O-

(a) *Ibid.* p. 152.
(b) p. 153.
(c) *Ibid.* p. 153.

pium dans les vaiſſeaux des animaux vivants , l'effet conſtant
qui lui a fait voir combien le
ſang devient par le mêlange
de l'Opium , plus coulant &
plus vermeil , le diſculpe encore pleinement de la calomnie
répanduë contre lui , pour le
décrier comme une drogue propre à coaguler le ſang & à fixer les humeurs. Aucontraire
cet habile obſervateur fait remarquer conformément à l'effet de ces injections , que l'O-
pium eſt très propre à porter
le ſang à l'habitude du corps ,
à le rarefier, & par conſequent
à rétablir la tranſpiration. *Spi-
ritibus opio refectis , validius ſe
contrahit cor. Unde vividior ſan-
guinis circuitus : ſanguine autem
attenuato , & velocius quam con-
ſuevit, ad cutaneas glandulas de-
lato , ſuccedit libera tranſpira-
tio.* (ª) Dans ces mêmes vûës un
Auteur (ᵇ) qui a ſingulierement

(a) Ibid.
p. 132.
(b) Vve-
del opiol
p. 113.

étudié la matiere de l'Opium ,
affûre qu'il eft d'une grande
vertu pour corriger le fang qui
feroit engrumelé , & là-deffus
même il donne des garants. *De-*
betur Opium grumefcentiæ fangui-
nis , quam lepothymiæ , fyncopes ,
& palpitationis cordis caufam ad-
duximus.

Il fembleroit prefque que le
frequent ufage de l'Opium ne
conviendroit que dans les maladies chroniques , parce qu'en
effet ce font celles où il eft le
plus ordinairement recommandé par ceux que l'ufage & la
réflexion ont mis au-deffus du
préjugé public. Souffrez cependant , Monsieur , que je vous
faffe obferver, qu'il eft des maladies très-aiguës dans lefquelles des Praticiens de grand
nom l'ont employé frequemment & avec un fuccès dont
ils fe congratulent. La pefte eft
certainement une maladie ai-

guë, & les narcotiques sont employez par *Plater* (ᵃ) celebre à juste titre parmi les Medecins d'Allemagne , parce qu'il l'avoit vû réüssir dans plusieurs pestes qu'il avoit vûës & traittées. *Gesner* (ᵇ) se trouve de même sentiment , & ce sentiment est autorisé par la pratique du fameux *Rases* (le Praticien de son temps par excellence) dans son traité de la peste , & ce sentiment depuis eux , a été suivi par *Rondelet* , *Sala* , *Diamerbrock* , par *Sylvius* *d'Hollande* enfin le plus heureux Praticien de son temps. La petite verole est encore de l'aveu de tout le monde une maladie aiguë ; cependant les narcotiques remplissent la plus grande partie de sa cure , quand on les employe à temps , & quand l'on sçait en réïterer l'usage autant qu'il convient au genie de cette cruelle maladie ;

(a) *Vide* *observat.* *passim.*

(b) *Vide* *Epistol.* *passim.*

car elle fe rend fûrement docile & traitable à ce remede ,
comme l'ont obfervé les deux
fçavants Anglois, (ᵃ) qui quoiqu'infiniment differents dans l'é-
tiologie de cette maladie , s'accordent parfaitement fur la neceffité des narcotiques pour en
réprimer la ferocité dans fes
circonftances les plus périlleu-
fes. Enfin le celebre Mᵣ. *Freind*
(ᵇ) & ceux dont il rapporte les
obfervations fur la même maladie , rendent tous de grands
témoignages à l'heureux fuccès des narcotiques dans les
cas les plus urgents de la petite
verole. Voilà donc , MON-
SIEUR , des maladies aiguës ,
s'il en fût , où les narcotiques
font d'un ufage autentique , &
confirmé. Mais fi l'on y ajoûte
toutes les affections *rhumatiſſan-*
tes , les *toux* avec fiévre conti-
nues , les douleurs ou *maux de*
côtez , les *pertes de fang* , les

(a) Sy-
denham.
Morron.

(b) Epi-
dem. &
Epiſtol.
&c.

L iiij

dyſſenteries , & tant de ſemblables maladies , dont les cures
preſque déſeſperées trouvent
d'heureuſes reſſources dans l'O-
pium , ou en des remedes propres à calmer l'irritation des
nerfs ; je doute qu'on puiſſe rai-
ſonnablement lui conteſter les
utilitez ou les ſervices , qu'on
en promet dans les cas mêmes
des maladies les plus aiguës ou
les plus preſſantes.

Ne peut-on pas , M o n-
s i e u r , raporter à ceci les ſecours éprouvez dans l'Opium
pour la cure des fiévres intermittentes ? Car les accès de
ces fiévres ſi ſouvent accompa-
gnez des ſymptômes les plus
propres aux maladies aiguës ,
leur reſſemble-t'il ſi mal ? C'eſt
la pratique conſtante des grands
Praticiens, tels que ſont *Rivie-*
re , *Willis* , *Horſtius* , *Piens* ,
Deckers , *Hurnius* , leſquels s'accordent tous à donner l'Opium

mêlé avec les febrifuges ; au moyen de quoi ils fe font rendus maîtres des fiévres intraitables & rebelles à tous les remedes ordinaires. Enfin fuivant ces mêmes notions, la pratique de nos jours en pareil cas, c'eft de mêler l'Opium ou les têtes de pavot avec le quinquina, ou les fleurs de chamomille, qui font un calmant.

Les fiévres malignes ne different des maladies aiguës, fimples ou ordinaires, que par la grieveté des mêmes accidents, dont les impreffions paffent dans le genre nerveux, & fur les vifceres, par les engagemens ou les dépôts qui en font le terme. C'eft auffi pourquoi l'on trouve de grands maîtres en pratique, qui enfeignent que l'ufage des narcotiques leur a merveilleufement fervi pour la cure de ces fâcheufes maladies. *Riviere* parle d'une fiévre

L v.

maligne dont il ne pût venir à
-bout que par l'Opium, Ce même Auteur avertit dans sa méthode ,qu'il est des fiévres ou
l'urgence des symptômes , ou
la malignité des humeurs en
indique l'usage , & d'autres
grands Medecins (a) comme
Rolfincius , *Lotichius* , *Piens* ,
Freitagius &c , sont entrez
dans ces vûës. Enfin ceux qui
sont exercez dans la cure des
fiévres malignes ont reconnu
par experience les heureux succès de l'Opium mêlé avec le
quinquina donné hors les temps
des redoublemens , c'est une
addresse qu'ont sçû se faire ceux
qui ont traité ces maladies avec
attention , pour guérir des malades en qui tout paroissoit dé-
sesperant , ou infiniment dangereux. Aussi apperçoit-on la
raison qui autorise en tous ces
cas l'usage des calmantts ; car
comme ils dépendent toute à

la fois d'un *erethisme* universel,
qui gagne le genre nerveux,
& du trouble où se trouvent
les humeurs, rien paroît-il
plus naturel que l'action des
remedes, qui vont à calmer ces
troubles & à faire cesser ces irritations ? Ces effets sont autant
ceux des narcotiques, qu'ils le
sont peu des purgatifs & de
semblables *stimulants*, parce que
ceux-ci ne faisant qu'agacer les
solides & mettre les *fluides* en
désordre, ils ne peuvent tout
au plus apporter que des sou-
lagements équivoques, ou des
calmes insidieux. En effet c'est
une observation connuë en pratique, de voir des malades sou-
lagez en apparence par l'évacuation copieuse d'un purgatif,
mais l'orage suit de près la bonace, car le malade qui paroif-
soit le soir hors de danger, y
retombe le lendemain & trop
souvent périt en peu de jours,

L vj.

quelquefois en peu d'heures.

Tant de glorieux exemples
pour l'Opium dans les maladies
aiguës, ou dans les plus fâcheux
symptômes qui les accompagnent, sont des titres qui prou-
vent l'étenduë de sa vertu ;
mais comme il a déja été mon-
tré, les maladies chroniques
en fournissant bien d'autres, ils
font preuve de son universalité,
puisqu'il en est peu où les narcotiques ne puissent, ou peut-
être ne doivent trouver place.
C'est qu'il est étonnant combien
les solides ont de part dans la
production ou l'entretien de ces
maux ; desorte que tandis que
tout y est attribué à foiblesse,
à épuisement, à relâchement,
à *atonie*, & à refroidissement,
tout y est gêné, contraint,
pressé, en fontes & en précipi-
tations d'humeurs, de sucs, de
lymphe, & en *flatuosité* ; toutes
excretions causées par le resser-

rement fpafmodique de tous les *fpinêteres* irritez qui expriment les matieres qui fe travaillent & fe féparent dans les couloirs des vifceres. Dans cet état de contrainte, de *preffion* ou de ref-ferrement, qui retient ou expri-me à contre-temps, & fouvent à contre fens les matieres des *fecretions*; eft-il mal-aifé de con-cevoir les raifons des *fuppreffions,* des *retenuës*, des *pertes*, des *col-liquations*, & de tant d'évacua-tions bizarres ou énormes qui accompagnent tant de mala-dies chroniques, dont elles ob-fcurciffent & mafquent la nature. Tous ces fymptomes font des effets d'une contraction fpafmo-dique & irreguliere des fibres nerveufes, qui chaffent des fil-tres qu'elles compofent, & qu'el-les remuent, les fucs & les hu-meurs qui s'y féparent.

Mais par là, MONSIEUR, ne paroît-il point que l'idée de

catarrhes ou de *fluxions* est bien
d'une autre étenduë qu'on ne
le pense ordinairement; car toutes les saillies d'humeurs, toutes
les échappées du sang, de sucs
& de semblables choses de quelques vaisseaux que ce soit, sont
en effet des *catarrhes*, c'est-à-dire
des écoulements ou des excretions de matieres plus ou moins
fluides, diversement colorées,
d'une forme, d'une consistance,
d'une saveur differente. Mais
quoy qu'il en soit, elles supposent
toutes dans le fonds quelques
évacuations forcées de *lymphe*,
de *serosité*, d'*air*, de *vapeur* (qui
sera du vent) peut-être de sang
luy-même, qu'un ressort accrû
& dérangé dans les fibres nerveuses, que des capacitez en-
gorgées, des *diametres* con-
traints, & des sphincteres for-
cez produisent & entretiennent.
A ce compte combien souvent
deviendra necessaire l'usage des

narcotiques dans ces fortes d'accidents, qui faifant illufion par un volume d'humeurs, qu'ils prefentent aux yeux d'un Medecin, détournent fon attention, & lui donnent le change, en lui faifant perdre de vûë l'irritation convulfive qui les caufe originairement, & qui continuë de les entretenir. Cependant l'ufage des calmants y eft bien plus naturellement indiqué, que celui des purgatifs, ou des *fondants*, lefquels ne remediant qu'avec danger même, aux feuls effets de la premiere caufe, l'augmentent elle-même, & par là perpetuent le mal qu'il faudroit finir.

Il n'eft donc pas concevable combien le genre nerveux a de part dans les affections chroniques; & tout paradoxe que paroîtra peut-être ce fentiment, il n'eft gueres de maladies dont les caufes foient veritablement

plus dépendantes de la difposi-
tion des nerfs. L'opinion courante eft que les nerfs y font affoi-
blis, d'où il arrive (à ce que l'on
penfe communément) que les
fibres mufculeufes devenuës trop
lâches & trop molles, entretiennent un affoibliffement dans
les vifceres, & en confequence
que les digeftions affoiblies amaf-
fent des cruditez. La féduction
en cecy eft d'autant plus dangereufe que le fond de cette étiologie paroît vray, en ce que les
coctions, les *digeftions*, & les *fecretions* font en effet étrangement
alterées, perverties même dans
les maladies chroniques. Cependant la puiffance qui préfide aux
coctions & qui les rend loüables,
quand elle eft en regle ou dans
fon état naturel, celle-là elle-
même gâte ou change ces coctions, quand elle eft mal difpo-
fée ; foit parce qu'elle fera ex-
ceffive en force, foit parce qu'elle

agira à contre fens ou d'une
maniere irreguliere. Cet état eft
celui veritablement des maladies
chroniques, dans lefquelles, fi
l'on y fait bien reflexion, les
nerfs gênez dans leur tiffure, &
dérangez dans leurs ofcillations,
déconcertent le cours des efprits,
ou la circulation du fuc nerveux ;
car c'eft de là que naiffent des
difpofitions convulfives ou des
fituations contraintes dans les
fibres, dont la fyftole alterée,
altere la *trituration* des fucs, leurs
digeftions, leurs *fecretions*. Après
cela, MONSIEUR, fi l'on deman-
de ce que c'eft donc que des
maladies chroniques ? fera-ce répondre mal de dire que ce font
de fecretes lefions du *ton* des
parties, puifque leurs caufes ne
font en effet, que des *capacitez*
forcées, des *diametres* pervertis,
des fibres dérangées dans leur
tiffure, & changées dans leurs
fituations ; en un mot des cou-

loirs fortis de leurs diametres, parce qu'ils en ont pris trop ou trop peu, de forte qu'ils fe trouvent plus étroits, ou plus dilatez qu'il ne convient à leur tiffure ordinaire. Rien reffemble-t'il mieux à une difpofition *fpafmodique* ? Si à cela l'on ajoûte ce qui refulte de cette perverfion dans les couloirs, on y trouvera les raifons des fymptomes qui conftituent ou qui caracterifent les maladies chroniques ; car cette perverfion va, ou à retenir, ou à expulfer contre nature les matieres renfermées dans les couloirs, en quoy l'on a les caufes des *retenuës*, des *fuppreffions*, ou des évacuations de ces matieres. De plus, par un dernier degré de précifion, l'on fçaura pourquoy un tel fuc fera retenu ou évacué plutôt qu'un autre, en confiderant de quel genre feront les couloirs qui font en faute, & quelle eft leur deftination naturelle ; car fi ces couloirs appartiennent à la *partie blanche* du fang, ce feront des humeurs *fereufes* ou *lymphatiques*, qui feront retenuës ou évacuées, & dans cette forte de caufe l'on apperçoit celles des *fontes*, *des colliquations & des catarrhes* de toutes les façons, enfin les caufes de l'infenfible tranfpiration retardée, retenuë, ou fupprimée. Tout de même on y conçoit la raifon du gonflement des parties *veficulaires* ou *glanduleufes*, en quoy paroiffent les caufes des affections glanduleufes, ou de femblables tumeurs. Au contraire, fi ces couloirs font deftinez à la *partie rouge* du fang, on appercevra avec la même facilité la raifon des *fuppreffions*, des *pertes*, des *hæmorrhagies* : & par une derniere reflexion, on trouvera l'étiologie exacte du fond des maladies des femmes, des accouchées, des affec-

tions hemorrhoidales. Mais par
tout cela l'on se convaincra du
danger des purgatifs dans ces
maladies, lesquelles étant toutes
du reffort de la partie rouge du
fang, feront infiniment augmen-
tées par l'action de remedes,
comme les purgatifs, qui s'xer-
cent particulierement fur la partie blanche ou fur les humeurs
*lymphatiques , fereufes , glaireu-
fes*, &c.

Le *fpafme* étant donc ce qui
conftituë le fond des maladies
chroniques, & ce vice appartenant précifément aux folides,
ou aux parties nerveufes, il paroît combien eft grande la bévûë
de n'y chercher que des fluides
ou des humeurs à évacuer. Car
en effet ces humeurs, s'il s'y en
trouve, n'entrant qu'en fecond
dans la production, ou pour
l'entretien de ces maladies, la
premiere & principale vûë d'un
Medecin ne doit fe tourner que

vers la caufe originaire, comme
la veritable qui entretient le
mal. Cette caufe appartenant
donc aux folides, & en confequence à la partie rouge du fang
égarée ou engagée en des couloirs étrangers, c'eft à cette caufe que la Medecine doit s'atta-
quer en premier, & d'un même
coup à reftituer le cours du fang
& en rétablir la conftitution.
Là deffus il eft aifé de juger
pourquoi la pratique fe trouve
fi fouvent courte & fautive dans
la cure des maladies chroniques;
c'eft qu'on fuppofe des humeurs
à vuider, ou même à arracher,
où il n'y a prefque que des folides ou des ofcillations à redref-
fer, ce qui n'eft rien moins qu'at-
taquer ces maladies par les endroits qu'il convient le moins.
Peut-être même n'eft-il point
d'autre raifon de l'incurabilité
de tant de fâcheux maux en-
nuyeux ou opiniâtres, & des for-

mes bizarres que prennent les maladies, que de ce qu'on les attaque à contre sens, en cherchant à guerir dans les humeurs, ce qui est dans la substance des parties, ou dans l'indisposition, l'*erethisme*, ou dans l'*ataxie* des esprits & des nerfs.

Ce n'est pourtant point, MONSIEUR, que je veüille insinuer qu'il faille absolument se livrer aux narcotiques, ou en précipiter l'usage tout d'abord que commencera une maladie chronique; mais on ne peut de trop bonne heure préparer les choses de maniere qu'on puisse les placer le plutôt qu'il est possible. Cette préparation consistera sur tout à éviter d'augmenter l'*ataxie* qui est foncierement dans les nerfs, & à ménager au contraire la souplesse des parties, en les maintenant ou les rétablissant dans leur humectation ou mollesse naturelle. Ceci s'obtient par les

delayants bien choifis, par un
regime convenable, & par les
évacuations de la partie du fang
qui pour l'ordinaire s'intereffe
bien-tôt dans le fond des maladies graves. Cette partie eft la
rouge, dont l'embarras fecret
ou la congeftion dans les vaiffeaux convulfivement referrez,
jette les premiers fondements des
fymptomes qui s'enfuivent. Cette
évacuation eft la faignée uniquement convenable à ces vûës,
parce qu'elle feule fagement réïterée affure le fuccès des remedes & de la guerifon : d'autant
que les voies étant ainfi débar-
raffées, les fibres nerveufes mi-
fes à l'aife font difpofées à reprendre leur *ton* naturel. Alors
les calmants fingulierement faits
pour operer ce bon effet, fe
placent utilement entre les mains
d'un Medecin, de celui fur tout
qui en aura appris le maniement
dans l'obfervation, & dans l'é-

tude de l'économie animale.

L'obfervation fur la dofe de l'Opium, qui a été infinuée cy-deffus touchant les maladies en general, revient ici, parce qu'elle regarde particulierement les maladies chroniques, dans lefquelles le point capital pour employer heureufement les narcotiques, confifte à les donner d'une maniere fuivie & en petites dofes réïterées. Car comme ce qui a fait fi long-temps la difgrace du Quinquina, que l'on connoiffoit pour guerir la fiévre, mais que l'on avoit cependant negligé pendant plus de foixante ans, n'a été que par la perfuafion par laquelle on ne le croyoit qu'un remede palliatif, puifque la fiévre non feulement revenoit, mais que c'étoit fouvent avec plus de violence, plus de danger & plus d'opiniâtreté ; tout de même les narcotiques ne paffent que pour des palliatifs, qui flattent le mal

fans

sansle guérir, parce que les soulagemens (dit-on) qu'ils procurent,
ne font que paffagers, & encore
parce que les douleurs ou femblables fymptomes pour lefquels
on les donne, n'en deviennent
que plus cruels & plus rebelles.

Ce reproche a duré dans le
monde contre le Quinquina,
tant que l'on a ignoré la methode de le donner réïteré pendant
des femaines, & quelquefois des
mois entiers. Depuis ce temps
le Quinquina a regagné la confiance de ceux-là même qui y
étoient les plus oppofez, parce
qu'ils fe font convaincus que fa
prétenduë inconftance ne venoit
point d'un fond d'impuiffance
dont il fut capable. Ce fera,
Monsieur, le fort de l'Opium
& des narcotiques; ils pafferont
pour des infideles ou des incon-
ftants, dangereux même dans
leurs effets, jufqu'à ce que l'on
ait appris que c'eft en les réïte-

rants en petites doſes, qu'ils deviennent des ſecours certains &
non ſuſpects. Ceci paroîtroit fondé ſur l'affinité ou la reſſemblan-
ce naturelle qui ſe rencontre entre les affections *ſpaſmodiques*, &
les fiévres intermittentes. Les
unes comme les autresſont ſujet-
tesà des retours , ou à des pa-
roxyſmes, parce que toutesles
deux dépendent originairement
d'une lézion ſecrete dansle *ton* du
genre nerveux : *Febrium omnium
origo & geneſis in univerſali generis
fibroſi & vaſculoſi ſpaſtica conſtric-
tione eſt;* (a)&dansla circulation de
ſon ſuc.Le vulgaire appelle celale
foyer de la fiévre,par où il entend
un amas d'humeurs ; mais une
étiologie plus éclairée & plus
exacte donne là deſſus une idée
bien differente. Cette léſion renferme toute à la fois un changement , ou une alteration dans
la ſituation des fibres nerveuſes ,
une alienation ou dérangement

(a) Fre-
deric.
Hoffman.
in Med.
ratione.
p. 316.

dans le cours des esprits ; c'est l'effet de la violence qu'auront soufferts ces fibres dans les premiers accès de fiévre, ou ayant été forcées dans leur ressort, elles ont resté gênées & ont sorti de leur *ton* naturel, parce qu'elles n'ont pû le reprendre. Ce sera, si l'on veut, une sorte de relâchement ou d'*atonie* contractée par l'extension violentée de ses fibres, lesquelles ayant perdu de leur puissance pour se ramener & se raffermir, & par là entretenir le suc nerveux dans ses directions naturelles, obligent ainsi ce suc à retarder son cours, & à se rallentir dans les endroits où est restée cette sorte d'*atonie*, & en cela consiste le prétendu foyer, c'est-à-dire le fond qui entretient les retours des fiévres.

La même chose arrive dans les affections spasmodiques; les fibres nerveuses ayant été forcées dès les premiers accès (de *vapeurs* par exemple , de *coliques convulsives* , &c.) il leur en reste un fond d'affoi- blissement ou d'impuissance qui donne occasion à de nouvelles *stases* ou ralentissemens du suc nerveux ; & delà renaissent de nouveaux accès. Ainsi la gueri- son parfaite des unes & des au- tres de ces maladies, ne devien- dra telle , que quand les fibres nerveuses auront repris leur force , ou recouvré leur *ton*.

C'est l'effet propre des cal- mants ; car le quinquina lui- même en est un , au jugement & suivant l'observation des Pra- ticiens [a] d'Allemagne , qui em- ployent & recommandent la *cascarille* (qui est un quinqui- na) pour la guérison des affec- tions douloureuses ou *spasmodi- que* ? Mais les narcotiques ope- rent cet effet bien plus efficace- ment , car portant dans les nerfs un volatil homogene ou analogue au suc nerveux , c'est

[a] *Stahl. Nenter. Carles Albert.*

comme un efprit de *rechange*
qui vient à propos renouveller
l'efprit vital , en le réparant ,
ou en corrigeant fes man-
quemens ; ou comme un reffort naturel de referve qui vient
réparer celui des folides , & re-
lever leurs ofcillations.

Car ce n'eft guere fur ce qu'il
y a de défectueux ou d'excedant
dans les folides ou dans leur
vertu fyftaltique , que s'exerce
principalement la vertu de l'O-
pium , & en cela fe manifefte la
fûreté de ce remede donné à
petites dofes réïterées. Cette
fingularité d'operation vous paroîtroit peut-être, MONSIEUR,
imaginée ; vôtre équité rappel-
lée a elle-même,& à vos lumieres
fur la nature du *méchanifme* des
parties nerveufes va, je m'affure en juger plus favorablement.
C'eft un reffort forcé ou un excès de reffort qui fait le fond &
la caufe originaire de tout ce

M iij

qui eſt *ſpaſmodique* , les narcotiques agiſſant donc ſingulierement ſur les forces des nerfs ,
doivent agir premierement ſur
ce qu'il y a d'exceſſif dans ces
forces , comme étant le plus
apparent, & ce qui ſe preſente
d'abord ; en un mot ce qui fait
l'état dominant dans le genre
nerveux ; mais cet état dominant eſt l'excès de *ſyſtole* , d'où
eſt venuë l'alteration des ſolides , ou l'aliénation que ſouffre
leur action ou leur vertu ; n'alterant donc les ſolides que dans
ce qu'ils ont de trop , & ce
trop n'étant qu'accidentel ,
ſur-ajoûté aux ſolides, & comme
hors d'œuvre , il devient pré-
ciſément ce que les narcotiques
tournent tout d'abord à diminuer ou à corriger ; ils n'alterent donc rien du fond naturel
des ſolides , ils n'en changent
en rien l'eſſence ; aucontraire
ils les laiſſent ou les reſtituent

dans leur reſſort naturel , ſans
en alterer la nature. C'eſt l'a-
vantage que prouve l'Opium
ménagé en petites doſes réïterées ; qui ſont comme les dé-
grez par leſquels ils parviennent
à remettre les ſolides dans le
ton qui leur eſt propre , en leur
faiſant recouvrer la meſure
d'extenſion & la proportion de
forces qui leur a été donnée
par le créateur. L'exemple
d'une montre ou d'une pendule
détraquée , dont on veut re-
trouver le point juſte pour la
remettre en regle, fait comprendre la raiſon de cette gradua-
tion , parce qu'on ne recouvre
ce point qu'en ferrant ou lâ-
chant la vis , en chargeant ou
déchargeant le balancier , en
hauſſant , ou rabaiſſant le pendule par meſure & à petits
coups ; tout de même en donnant l'Opium en doſes plus ou
moins fortes, plus ou moins fre-

quentes, on parvient à ramener à fon point le reffort des nerfs, & à en rétablir le *ton*. Si l'on infifte à demander la raifon de cette dexterité qui régit & modere l'action des narcotiques avec tant de ménagement & tant de jufteffe, qu'elle ne s'exerce précifément que fur l'excedent du reffort naturel des folides ¿ Je crois, Monsieur, la trouver au naturel, dans la difpofition fpafmodique elle-même. En effet comme cette difpofition naturelle va ou à retenir les fucs ou à les expulfer, ce qui fait la caufe des fuppreffions ou des évacuations, ce *fpafme* ne peut être que de deux fortes, dont l'une produira le refferrement ou le retréciffement des vaiffeaux, l'autre leur ouverture, ou leur dilatation. Dans l'une c'eft une contraction qui tire les fibres vers le dedans, dans l'autre une contraction qui

les tire vers le dehors. La premiere eft connuë, avoüée même de tout le monde, l'autre
eft *tonique* & elle fe remarque
dans la *goûte crampe* & dans
l'*hydropifie tympanite* ; car dans
l'une & dans l'autre, il paroît
aux yeux d'un chacun une fitua-
tion convulfive de mufcles ou
de membranes, qui n'amoin-
drit ou ne change gueres le volume des mufcles dans la *goûte*
crampe, & qui ne rétrecit point
la capacité de l'abdomen dans
la tympanite. En effet non-feule-
ment rien n'y paroît déprimé
ou abbaiffé, aucontraire tout
s'y montre étendu & faillant en
dehors. De même encore dans
les ulceres malins ou carcino-
mateux, l'on voit des bords
renverfez & recoquillez en dehors, par une contraction des
fibres qui fe roidiffent en ce
fens. Sur ces modeles on conçoit que dans les affections fpaf-

modiques des vaiſſeaux , leurs fibres ſe contractent de manie- re , ou qu'en preſſant leurs ca- pacitez , elles les diminuënt , parce que leurs tuniques ſe rap- prochant du centre , diminuënt le diamettre des vaiſſeaux ; ou de maniere que ces capacitez demeurent comme baillantes ou entre-ouvertes , parce que ces tuniques en ſe contractant, s'éloignent du centre & aug- mentent le diamettre des vaiſſeaux , qui demeurent dila- tez ; mais dans l'une & dans l'autre de ces diſpoſitions , il y a du trop , ou de l'excedent, & c'eſt ce trop ou cet excedent que l'action des narcotiques ra- bat. Dira-t'on , M O N S I E U R , de ce détail qu'il eſt imaginé , appuyé ſeulement ſur des con- jectures , ingenieuſes ſi l'on veut, mais hazardées. Mais eſt il pris ce détail hors de l'ordre & de l'état de l'œconomie animale ?

N'eft-il point fondé en faits, en obfervations, en exemples ti-rez même de l'ufage ? Eft-il contraire aux loix de la nature & aux regles de la Medecine ? Enfin induit-il en erreur pour la pratique, ou en inconve-nient pour la vie ou la fanté des hommes? Du moins fuppofe-t'il des fuccès, qui même n'en feroient pas moins fûrs pour être mal expliquez. Il demeure donc certain qu'une difpofition con-vulfive eft un excès de reffort ou une élafticité pervertie, comme feroit une efpece de *ftra-bifme* dans les fiévres nerveu-fes caufé par une force fur-ajoûtée ; deforte que ce furcroît de puiffance étant ôté ou ve-nant à ceffer, il laiffera le fond de la vertu fyftaltique naturelle dans fon integrité ; & en cet effet eft précifément l'operation de l'Opium donné par mefure, ou en petites dofes partagées. Car

que la dofe d'un narcotique
fut entiere, & fon action *fimul-*
tanée, c'eft-à-dire, qu'elle por-
tât toute à la fois, & fur la force naturelle des nerfs, &
fur ce qui lui eft furvenu de
trop, elle attaqueroit en même-temps & le fond de la puiffance fyftaltique des nerfs, &
fon acceffoire, c'eft-à-dire, ce
qu'elle avoit acquis de trop ;
elle détruiroit donc également
& toute à la fois l'un & l'autre.
Il n'en eft pas de même d'un
narcotique donné en petites
dofes réïterées, car une petite
dofe n'ayant de force que contre l'excès fur-ajoûté, n'en a pas
pour atteindre le fond naturel.
Le vin n'agit-il point à peu près
de la même maniere fur les
nerfs ? Il les fortifie & répare
les efprits étant bû fobrement
& dans des repas reglez, au
lieu qu'il ruine les uns & les autres étant pris avec excès ou
trop fouvent.

Mais je passe, MONSIEUR, à quelque chose de plus essen-tiel pour l'usage de l'Opium ou des narcotiques ; c'est à la maniere de les donner, à la forme qui leur convient, au vehicu-le qui les accommode, aux accompagnemens dont ils ont be-soin, au choix qu'il en faut fai-re, aux heures dans lesquelles il faut le placer ; à quels âges ils sont permis ou interdits, avec quelle précaution ils peu-vent se placer en certaines conjonctures de temperamment, de sexe, de païs, de saison, ou de maladie. Car c'est à ces accommodemens qu'est princi-palement dûë l'universalité de vertu dans l'Opium, pour la cu-re de tant de maladies ou de leurs fâcheux symptômes. Au reste, MONSIEUR, je vous supplie d'observer qu'en toutceci c'est à la pratique seule que j'en veux, c'est-à-dire, à cette partie

de la Medecine , qui doit regler nos études, & occuper nos
principaux foins , parce qu'elle
feule doit faire leur objet. Vous
m'avez mis dans ce goût, auffi
ne raifonnai-je que pour faire
valoir des faits ou des obfervations d'ufage , & fi je tâche de
leur prêter quelque jour , c'eft
toûjours fans entreprendre de le
leur donner , car ils font réels
& toutes mes œtiologies porteroient à faux , qu'il n'en feroit
pas moins vrai que les narcotiques ont tous les avantages
que j'avance à leur honneur.
Mais il faut qu'un Medecin fça-
che les fituer dans le courant
de fa pratique , & les mettre
dans le jour, l'ordre ou la place qui leur convient. La fcience
des occafions donne ces connoiffances, & ces occafions font
renfermées dans toutes les differentes circonftances que j'en-
treprend ici d'expliquer.

La forme sous laquelle on
doit donner l'Opium ou les narcotiques, se regle par la nature
& l'urgence des cas qui se pre-
sentent, par l'état des personnes, de leur goût, ou de leur
estomach, car suivant ces differentes dispositions, il faut
donner l'Opium dans une forme liquide ou solide. Celle-ci
convient par tout où le remede
peut avoir le loisir d'operer ;
la liquide aucontraire devient
necessaire quand la celerité du
secours demande de la diligence. La forme liquide est en *goûtes*, en *syrop*, en *décoction*, (par
le moyen des têtes de pavot)
en *potion*, en *dissolution*, en
mixtures ; parce que sous ces
formes un narcotique étant déja tout developpé, il répand
plus promptement ses esprits,
& n'a presque point besoin,
pour se distribuer dans les visceres d'autre dissolution que

celle que lui donne la forme du liquide., aucontraire étant folide ou en maffe , il faut que l'eftomach le diffolve, ce qui eft un travail préliminaire avant que de le diftribuer. Delà vient la grande utilité des *potions* calmantes ou des *mixtures* narcotiques dans les accès des coliques convulfives, des affections hyfteriques, dans les pertes , &c , & encore l'avantage des fyrops de pavot, des juleps dans les toux , dans les maux de côté , dans les crachemens de fang , dans lefquels la femence de *jufquiame* a une réputation finguliere. (ᵃ) Une autre maniere d'employer les narcotiques en liqueur , fe trouve dans les fomentations qui fe font fur les *hemorrhoïdes* en particulier , & en general fur toutes les tumeurs douloureufes ; & ces fomentations réüffiffent étant principalement faites avec les

(a) *Heur-nius,*

feüilles de *jufquiame*, les têtes
de pavot, la camomille dans
le lait. Les lavemens font encore des moyens d'employer
l'Opium en liqueur, mais cette
pratique a plus d'inconvenient
que celle de donner l'Opium
par la bouche, parce que la dofe en eft trop incertaine dans les
lavemens ; & par-là l'on s'expofe à des malheurs. Il eft une
maniere mixte qui tient du liquide & du folide, c'eft de faire
fentir de l'Opium, dont la vapeur devient un calmant ou un
fomnifere, quand on ne peut
mieux faire ; d'où vient l'ufage
des boules narcotiques ou d'O-
pium, celebres chez quelques
Praticiens. (a) Ce fecours eft foible, mais il eft fans danger ; il a
d'ailleurs fa raifon & fon fondement dans l'obfervation conftante que l'odeur & le maniment
feul des pavots donnent à ceux
qui les cuëillent, qui les moiffon-

(a) Vide
Wedel.
opiol.

nent, ou qui les travaillent des
ſtupeurs ou des endormiſſemens :
& dans cette autre obſervation
encore qu'il ſurvient des aſſou-
piſſemens mortels ou très-dan-
gereux par l'odeur ſeul du ſafran.

Par vehicule on entend l'aſ-
ſociation d'un narcotique, par
exemple, dans quelque choſe
qui en facilite l'uſage, qui en
étende la vertu, ou l'applique
à plus de maux ou en plus d'occaſions. Cette habileté ou ſçavoir dans la Medecine calmante en remplit une bonne partie;
cependant il y a ici un préalable ou préliminaire, dans lequel il faut entrer avant que
d'examiner le fond de cette matiere. La ſcience des vehicules
eſt l'art de déguiſer le goût
d'un remede ou de l'envelop-
per ou le mêler avec quelque
choſe de moins diſgracieux,
Pour le faire paſſer dans l'eſtomach ſous une forme moins dé-

plaisante ; donner donc un vehicule à un remede , c'est pour
l'ordinaire le rendre ou moins
dégoutant, ou plus aisé à prendre. Or cette intention qui est
humaine ou obligeante pour la
nature, n'est pas toûjours me-
dicinale , ou suivant celle de
l'art, puisqu'elle peut changer,
affoiblir , ruiner même la vertu
d'un remede. Car enfin l'Auteur de la nature , qui ne fit
rien de superflu ou d'inutile, n'a
point donné en vain ou à l'a-
vanture une certaine saveur
propre ou attachée à un mixte,
à l'Opium , par exemple son
amertume , telle horreur qu'elle fasse au goût. L'institution du
Créateur doit donc entrer dans
les vûës de la Medecine *qu'il a*
créée , & dans celles du Medecin qui en a été fait l'admi-
nistrateur , & lui faire comprendre que comme les saveurs
des choses aident à faire décou-

vrir leurs vertus, (a) & peut-être en conſtituent-elles en effet le fond, quand une ſaveur leur eſt autant propre ou eſſentielle que l'amertume l'eſt à l'Opium. Peut-être encore (car vous permettrez, MONSIEUR, les conjectures en Medecine, quand elles n'ont aucun riſque pour la ſaine pratique) peut-être l'operation des grands remedes ſe commence-t'elle dans la bouche, ou ſur la langue, ſur tout quand ces remedes ſont du genre des *alterants*, & en particulier de ces *alterants* qui agiſſent ſingulierement ſur les nerfs. Ce qui me porteroit à le penſer ainſi, c'eſt l'extrême ſenſibilité de cette organe; car comme la langue eſt un fidel interprête de ce qui ſe paſſe dans le ſang, & de ſes alterations les plus ſecrettes, juſques-là qu'en des maladies cachées & obſcures la langue manifeſte mieux par le

(a) De dignoſcendis planter. virtut. medic. ex ſolo ſapore. Aut. David. Abercrombio.

changement de sa couleur, de
son habitude, de sa moleſſe &
de son humectation la preſence
d'une fiévre, que le poux, qui
dans ces ſortes de cas ne la découvre qu'obſcurément ; ſeroit-
il déraiſonnable de penſer qu'-
une ſenſibilité ſi exquiſe pût
être une annonce qui averti-
roit le genre nerveux de ce
qui va lui arriver par la vertu
d'un alterant (de l'Opium par
exemple) qui va porter ſon action dans le plus interieur de
ſes fibres & ſur ſa lymphe.
Suivant cette idée les *papilles*
ou houpes nerveuſes de la langue remuées par l'action de l'a-
mer de l'Opium , commence-
roient par ces fibrilles nerveuſes à redreſſer le *ton* , dans lequel ce narcotique va faire rentrer le genre nerveux. Ainſi ces
tendres ſions de nerf redreſſez
d'abord, continueroient & tranſ-
mettroient dans les cordons

des nerfs dont ils font les pro-
ductions , l'impreſſion & la direction qu'ils auroient reçuë
par la faveur amere de l'O-
pium. Ce fera , dit-on, prendre
de loin l'action des narcotiques ,
mais y a-t'il ſi loin de la bouche à l'eſtomach , dans lequel
il eſt reconnu que ſe commencera l'action des narcotiques ?
Par la même raiſon ſans doute
de l'étrange ſenſibilité de ce
viſcere ; car c'eſt par cette tiſſure toute nerveuſe qu'il entretient une merveilleuſe correſ-
pondance , & un continuel ac-
cord entre lui & le genre nerveux qui forme entr'eux comme un être perpetuel. Or l'a-
mer de l'Opium operant une
telle impreſſion ſur les nerfs de
l'eſtomach , ne pouvoit-il pas
la commencer ſur ceux de la
langue ? Car c'eſt une amertume ſi déclarée & ſi intimement attachée à l'Opium ,

qu'elle ne peut y être détruite, quoiqu'on faffe & que l'on tente pour l'éteindre. L'Opium donc étant par fon inftitution naturelle deftiné à commencer fon action par des endroits fort éloignez & par des millions de traverfes, qu'il doit parcourir dans le corps humain, l'Auteur de la nature l'aura impregné d'un faveur perpetuelle, qui fera une vertu inalterable, capable du moins de refifter à tout ce qui auroit pû la changer, l'amortir, ou l'éteindre fur fon chemin.

Une vertu de cette nature & de cette importance, inftituée par la Sageffe Souveraine, doit être refpectable à celui qui a été créé le dépofitaire & le guide des fecours créez pour la fanté ; c'eft à-dire, au Medecin, qui ne fçauroit trop ménager dans les mixtes, dont il tire fes remedes, l'inftitution

de leur Auteur , la simplicité
de la nature , & la naïveté de
ses vertus , parce qu'elles perdent souvent dans les mains
sçavantes d'un artiste curieux ,
ce qu'elles avoient reçû de tra-
vaillé ou d'achevé dans celles
du Créateur. En effet pour ne
point sortir de la matiere de
l'Opium , s'il est si utile ou si
bien faisant aux Orientaux ,
c'est parce qu'ils le mâchent ,
& par conséquent qu'ils le prennent petit à petit le long du
jour , sans d'autre préparation
que celle qu'il a reçûë dans la
plante. Ce sera donc pour une
double raison que ces peuples
ne reçoivent aucun dommage
de la prodigieuse quantité qu'ils
en mâchent, 1°. Parce qu'ils
l'employent comme il sort de
la plante. 2°. Parce qu'ils l'ava-
lent petit à petit , & que son
impreffion commençant dans la
bouche , elle s'habituë à passer

dans

dans l'interieur des nerfs, d'une maniere qui leur est impercep-tible , parce qu'étant mâché comme ils sont , ce sont de petites doses ou portions d'O-pium , qui se distribuënt insen-siblement par tout le génre nerveux.

C'est donc à conserver une telle vertu que doit s'appliquer un Medecin , qui veut l'em-ployer avec fruit , évitant les sçavantes préparations qui iroient à concentrer cet amer , lequel affadi devient comme ces sels détrempez , à qui il ne reste plus de force que pour apesantir ou embarasser l'esto-mach. A la bonne heure cepen-dant pour ne paroître rien ou-trer , qu'il soit permis d'enve-lopper l'Opium en quelque cho-se pour dérober au goût ou lui dissimuler ce qu'il a de disgra-cieux , pourvû que les envelop-pes qu'on lui prêtera , soient tel-

les qu'elles se fondent ou se
développent promptement dans
l'estomach , afin que son amer
puisse au moins dès cet endroit,
& dans ce principal viscere ,
qui est comme le centre & le
rendez-vous de tous les nerfs,
commencer son action sur eux.
Un pareil ménagement sera tolerable dans les maladies qui
donnent du temps , les chroniques par exemple , où il n'est
point besoin d'une action si
prompte de la part de ce remede.
Mais l'on tirera un secours plus
sensible de l'Opium , donné
comme on le doit dans toute
son amertume , si le besoin est
pressant ; car alors sa saveur re-
butante , excite un sentiment
triste ; mais résultant d'une
crispation soudaine ou d'un res-
serrement prompt (parce qu'il
déplaît d'abord) dans les fibres nerveuses de la langue , il
devient propre par la compres-

fion qu'il opere à ralentir le
cours des efprits , & les ofcillations dans les nerfs dont elles font produites ; en faut-il
davantage pour commencer
promptement un calme dont
l'on a un preffant befoin?

Il eft pourtant une forte d'habileté dans la methode de pratiquer les narcotiques , & cette
habileté en eft même un point
capital. C'eft de fçavoir le mêler à propos avec d'autres remedes , moins pour en déguifer
le goût , que pour en fpecifier
l'action , en l'appliquant déter-
minément à telle maladie , tel
vifcere , telle humeur. *Opium &*
quodvis ab opio denominatum me-
dicamentum . . . . fi quantitate
parvâ fæpius ufurpetur , additis
cæteris humores peccantes blande
temperantibus medicamentis , con-
ducit tùm ad fenfum ventriculi
obtundendum , moleftamque ipfius
contractionem fedandam , &c. (a)

(a) Syl-
vius de
le Boë
prax. Me
dic. l. I.
c. 6. art.
17,

Cette obſervation eſt du celebre Mr. Sylvius d'Hollande,
ſi habilement exercé dans la
Medecine calmante, dont il ne
fut pas à la verité le pere, mais
dans laquelle il fut au moins
un grand maître, pour l'étenduë & l'accroiſſement qu'il a
ſçu lui donner ; & cette même
obſervation ſe trouve executée
dans un grand détail dans les
œuvres de cet heureux Praticien. Car les *mixtares* qui y ſont
tant multipliées par rapport
aux differences des maladies,
ſont preſque autant de modeles
d'Opium varié & appliqué à
diverſes occaſions. En effet ces
ſortes de formules dans les écrits
de ce celebre Auteur, ſont comme autant de recette d'Opium
ou de narcotiques appliquez à
differents maux, ou alliez avec
les remedes qui y ſont propres.
Cependant ce n'eſt pas toûjours
ni uniquement l'Opium qu'il

fait entrer dans ces mixtures,
ou dans le courant de sa pratique. Souvent ce sont des confections, ou des compositions
narcotiques comme la *theria-*
que, le *diascordium*, le *mithri-*
dat, le *philonium*, qu'il sçait,
comme il en avertit lui - même, manier ou mettre en pratique, *quorum formulæ passim ex-*
tant in hoc opusculo. (a) L'on (a) Ibid.
trouve encore des exemples de
ces sortes d'associations dans les
plus celebres Praticiens modernes, tels que sont *Sydenham*,
Morton, *Freind*, *Etmuller* ; &
M^r. *Freind* en particulier montre (b) la maniere de ma- (b)
rier l'Opium avec les *aperitifs*, *Freind.*
les *antihysteriques*, &c. Mais *Emme-*
nulle part se trouvent tant d'al- *nal. pas-*
liages, ni si multipliez de l'O- *sim.*
pium avec des remedes propres
à differentes maladies, que
dans *Tillingius*, (c) & *Wede-* (c) *de*
lius*, (d) car tous deux sont entrez *Laudano.*
(d) *Opiol.*

N iij

là-deſſus dans un détail circonſ-
tancié des regles & des formules , qui ont réüſſi entre les
mains ou ſous les yeux de grands
Praticiens.

Je ſçai , MONSIEUR, les
oppoſitions que l'Opium rencontre dans la pratique par les
circonſtances des ſymptômes
qui y paroiſſent contraires ; car
pour l'ordinaire les grandes maladies ſont accompagnées de
feux , de ſechereſſes & d'ardeurs , toutes diſpoſitions contraires à l'uſage des remedes
ſemblables aux narcotiques , qui
abondant, comme il eſt reconnu , ſi étrangement en *volatil*,
ne paroiſſent autre choſe que
des eſprits brulants , ou des
matieres ignées, de nature par
conſequent à developper le
ſang , à le rarefier & à lui faire prendre feu lui-même. Mais,
MONSIEUR , ſans répeter
ici ce qui a été dit ailleurs tou-

chant la nature du *volatil* de l'Opium, qui n'est ni fougueux, ni inquiet, ni turbulent, ni impétueux, quand il est employé avec les attentions qui ont été recommandées, l'on sçait encore que les accompagnements qu'on lui donne, ou les alliages qu'on fait avec lui, en rabattent les feux, les contiennent ou les moderent. Les principaux de ces alliages sont ceux des *nitreux*, des *absorbants* & des *acides*. Car au moyen des uns ou des autres justement choisis, l'on donne à l'Opium tout le freind qui lui convient. Au surplus rien ne pare si bien tous ces accidents, qu'un régime temperé, sobre & délayant, qui les prévient tous plus sûrement que tout autre artifice, parce que lui seul est l'ame des succès en Medecine ; puisque sans lui ceux des remedes les plus souverains deviennent dou-

N iiij

teux ou ou mal-aſſûrez. Un
grand détail là-deſſus ne ſeroit
que la répetition de ce que l'on
a déja remarqué. Mais une forte objection formée contre l'u-
ſage des narcotiques eſt empruntée de la vertu qu'ils ont
de reſſerrer , ou d'arrêter les
évacuations ; & par-là l'on eſſaye
de les décrier , comme ſuſpects
d'attirer après eux deux des
plus étranges inconvenients.
Le premier ſera de cauſer les
mêmes malheurs que les *aſtrin-
gents* ; le ſecond de traverſer les
vûës , les intentions ou les mouvemens de la nature.

Mais , Monsieur , la pre-
miere de ces imputations roule
ſur un équivoque , qui confond
avec des remedes qui renferment ou retiennent des évacuations , avec ceux qui les moderent , en redreſſant le courant
d'humeurs déroutées ou miſes
hors de leurs directions , en les

faifant rentrer chacune dans
leurs propres couloirs , car c'eft
ce que font les narcotiques ; au
lieu que les aftringens arrêtent
les évacuations en renfermant
les humeurs dans des couloirs
étrangers où elles ont été jet-
tées , ou comme échoüées par
la violence de la maladie. L'action donc de ceux-ci confifte
dans un raprochement *paffif* ,
ou dans la forte compreffion
des fibres nerveufes , qui arrête , fixe & épaiffit dans les couloirs dont elles font le tiffu, les
fucs qui y ont été pouffez malgré la nature ; aucontraire l'action des narcotiques confifte
en ce que ces fibres convulfivement refferrées , qui tenoient
des humeurs engagées , fe dé-
ployent, fe dilatent & fe relâ-
chent , de forte que ces humeurs redevenuës foûmifes aux
impulfions de la nature, fortent
de leurs écarts , reprennent

N v

leurs directions , & rentrent dans leur file naturel , parce qu'en confequence les folides recouvrent leur *ton* & s'y affer-miffent. D'ailleurs la fcience qui apprend à marier les narcoti.ques avec d'autres remedes prévient tout accident. Que l'on ait , par exemple , à ména-ger l'évacuation des crachats dans quelque affection de poi-trine , les *bechiques* , les *pecto-raux* , quelquefois *les vulnerai-res* , d'autres fois les *balfami-ques* , mêlez avec l'Opium con-ferveront la facilité de cette évacuation , en même-tems que l'Opium moderera l'*érethifme* qui ébranle le poulmon , & qui lui attire les fontes qui le déla-brent. Tout de même dans les maladies des femmes, l'Opium mêlé avec les remedes fingu-liers pour le fond du mal , por-te le calme dans les folides en confervant aux fluides la direction de leur cours. Enfin fut-il quelque vifcere malade auquel les narcotiques paffenr pour être nuifibles, tels que font par exemple les *reins* & la *veffie* ; des *divretiques balzamiques* mêlez avec l'Opium preferveront les urines de fuppreffion ou de retardement deux accidents qui paffent pour être les effets ordinaires des narcotiques dans les maladies de ces vifceres. Et moyennant ces précautions les Praticiens verfez dans le maniement des narcotiques, ne s'en privent point dans la cure de ces maladies, ils fçavent aucontraire en tirer parti.

On demande fi les narcotiques font permis dans le temps de quelque évacuation naturelle, lorfque d'ailleurs fe trouvent joints en même-temps des accidents qui demandent l'ufage des calmants. Mais cette quef-

N vj

tion perd beaucoup de sa force, si cette évacuation se fait hors des tems periodiques marquez par la nature, & plus encore si elle prévient ces temps ; car pour lors ce n'est plus un mouvement de la nature qui se fasse respecter à un Medecin habile : ce ne sera au contraire qu'un symptôme produit par la force de la maladie, qui ne doit empêcher aucun des secours necessaires pour réprimer les humeurs & en reprimer les troubles. En ce cas donc les narcotiques sagement temperez par de justes accompagnemens, pourront se placer sans inconvenient. Mais quand bien même cette évacuation se trouveroit dans ses temps reglez, elle ne dévroit pas interdire l'usage des narcotiques, si quelque douleur urgente ou semblable circonstance se rencontre en même-temps.

Pour comprendre la fûreté
de ces remedes en pareille occafion, il ne faut que fe fouvenir de la raifon que l'on a donné là-deffus ; fçavoir que les
narcotiques adminiftrez à propos, c'eft-à dire, avec les précautions, que l'Art enfeigne,
n'agiffent que fur ce qu'il y a
d'excedant, de furcroît ou de
fuperflu dans la vertu fyftaltique, fans intereffer l'effence
ou le fond de cette vertu.
Alors donc un narcotique venant à n'ôter que ce que cette
puiffance a pris de trop par la
maladie, il laiffe encore à la
nature de quoi fatisfaire fuffi-
famment à fes fonctions, & à
fes mouvemens ordinaires ; deforte que nonobftant l'action
d'un narcotique une évacuation reguliere & dirigée par la
nature, n'en fouffrira aucune
dangereufe atteinte. Auffi eft-
ce une obfervation bien confir-

mée par l'ufage , que dans les
coliques *convulſives-hiſteriques* ,
ou en ſemblables affections *ſpaſ-*
modiques douloureuſes , l'Opium
lui-même donné avec l'eau de
canelle , par exemple , n'inter-
rompt point l'évacuation naturelle & propre aux perſonnes
du ſexe , ſouvent même il la
rapelle ou la reſtituë lorſque
l'énormité de la douleur , ou
l'excès du *ſpaſme* l'avoit inter-
rompuë ou ſupprimée.

Une remarque donc , Mon-
sieur , qu'on ne ſçauroit trop
inculquer dans l'eſprit des jeunes Praticiens , c'eſt de leur bien
faire diſtinguer dans les maladies , les ſymptômes appartenant au ſang ou à ſes humeurs,
de ceux qui appartiennent aux
nerfs ou au ſuc nerveux , afin
qu'ils ſçachent démêler veritablement l'action précife des
remedes , & les effets qui en
arrivent. Suivant cette regle de

pratique , ils s'accoûtumeront
à ne pas craindre pour le fang ,
pour fes humeurs ou leurs mouvemens , l'action d'un remede
qui s'exerce fur les nerfs , parce
que ces nerfs ont pris trop de
reffort ; car comprenant que
cette action allant à réprimer ce
fuperflu de force qui agite les
folides , elle ne portera point
d'atteinte aux mouvemens ni
aux fecretions regulieres des
fluides. Cette remarque raffû-
rera encore les efprits contre
la crainte que fe font quelques-
uns de donner des narcotiques
dans les *dyffenteries* & dans les
cours de ventre , par l'apprehen-
fion qu'on leur a donnée d'arrêter ces évacuations ; car les
narcotiques n'ayant lieu dans
ces maladies , que par rapport
aux douleurs , aux troubles &
aux angoiffes qui les accompagnent, ils rencontrent un excedent de force dans la vertu des

nerfs , qui occupant l'action de ces remedes la détourne vers cet excedant, & l'y applique. C'est ainsi que se trouve maintenu & affermi dans son entier le fond naturel de sa vertu systaltique ; pendant que la nature calmée, & renduë à elle-même par la cessation des douleurs , continuë ses oscillations ordinaires, sans qu'elles perdent rien de leur force necessaire, pour pouvoir achever de cuire ou de digerer l'humeur qui entretient le mal. Mais , MONSIEUR , je trouve en pratique un cas singulier , dont l'observation me paroît avoir échappé à tous les Auteurs. C'est la difficulté d'employer les narcotiques dans les maladies des nourrices , ou lorsque quelque accident leur survient pour lequel il faudroit employer l'Opium. L'embarras comme vous le comprendrez , MONSIEUR , vient du danger

qui pourroit en venir aux nour-
rissons, qui tirant de leurs nourrices un lait impregné d'Opium
pourroient encourrir de grands
malheurs. Le danger même est
d'autant plus present, que le lait
des mammelles dans les nourrices retient davantage & de
plus près la nature du chyle ,
parce qu'il en devient la matiere & le fond sans *s'assimiler* au
sang ; mais seulement après
peu de filtrations, qui changent moins ce chyle , qu'elles
ne le digerent & le perfection-
nent pour lui donner cette saveur douce & gracieuse qui le
distingue du chyle , & lui donne le caractere de lait. Ce sera
donc une liqueur pleine encore
de presque toute la qualité
qu'elle aura prise dans l'estomach ; or comme c'est dans l'estomach que se déploye premierement & peut-être principalement la vertu de l'Opium ,

comme il a été ci-devant obfervé , ne deviendra-t'il point
dangereux pour le nouriſſon de
lui donner pour nourriture ordinaire un ſuc imbu & pénétré
d'une qualité ſouverainement
dangereuſe pour un âge auſſi
tendre & une complexion auſſi
délicate ? Auſſi des Auteurs graves en Medecine ne permet-
tent-ils de donner des anodins
aux nourriſſons que par l'entre-
miſe des nourrices , auſquelles
ils décident qu'il faut donner
les anodins , pour en rendre la
vertu tolerable aux nourriſſons.
Conformément donc à ces ſa-
ges vûës , il faut ſi le cas étoit
urgent, ou donner au nourriſ-
ſon une autre nourrice pendant
le temps qu'on ſera obligé de
donner de l'Opium à celle qui
le nourrit actuellement , ou
bien ſi la nature du mal comme
ſeroit *un teneſme* , une *dyſente-
rie* , des *hæmorroïdes* , &c le

permettoit , il faudroit donner les narcotiques dans un lave-ment , une fomentation , une lotion , ou un cataplafme &c. toutes formes fous lefquelles un narcotique donné à une nour-rice n'influë point fur le nour-riſſon.

Une autre difficulté , MON-SIEUR , auſſi peu apperçûë par la plûpart des Auteurs , roule fur l'embarras qu'il y a de don-ner l'Opium aux femmes grof-ſes : car l'inconvenient paroî-troit le même , par la raiſon que le chyle qui paſſe en lym-phe nourriciere pour l'entretien du fœtus , expoſeroit ce ſemble cette tendre créature à ſuccer , pour ainſi dire , le poiſon avec le lait. Mais vous démêlez , MONSIEUR , je m'aſſûre tout d'abord une difference qui écar-te cette frayeur ; c'eſt que l'O-pium ſe déployant principale-ment dans l'eſtomach , ſa vertu

se perd pour le fœtus en se perdant par tout le genre nerveux
de la mere, dans lequel elle
se répand au loin & au large,
après quoi cette lymphe par-
venant au fœtus, elle devra se
trouver dépoüillée de la vertu
narcotique, parce qu'elle sera
restée dans le chyle, ou passée
dans les nerfs. Car ici Monsieur, paroît l'Art merveilleux de la nature, en ce qu'elle a tellement situé un enfant
dans le sein de sa mere, que l'éloignement inimaginable
qu'elle a donné aux vaisseaux
destinez à lui porter la nourriture, les met hors de portée,
ou d'atteinte de beaucoup de
mauvaises impressions, qui auroient pû lui venir des vaisseaux, ou des visceres de sa
mere s'il en avoit été trop
proche voisin. Pour cela elle a
fait que ces vaisseaux d'une
étenduë immense, diminuant

de diamettre à mesure qu'ils s'éloignent du centre du corps de la mere, devinssent des couloirs differents, parce qu'ils viennent des differents moules, en prenant de differents modules. Ce seront donc des *secretions* differentes qu'ils opereront, par lesquelles ils transmettront dans le corps de l'enfant, les sucs qu'ils charient, tout differents de ce qu'ils étoient originairement dans le corps de la mere. Suivant ce méchanisme, la *lymphe* nourriciere qui est portée au fœtus, étant purifiée en passant par tant d'immenses traverses & par tant de capacitez variées, arrivera à l'enfant quitte ou dépurée de tout mêlange étranger. Celui de l'Opium ne passera donc point jusqu'à lui, sur tout s'il est donné comme on l'a recommandé tant de fois, à petites doses réïterées de loin à loin, car par ce moyen l'Opium se trouve diffipé ou employé dans l'étenduë du corps de la mere, avant que de pouvoir atteindre jufqu'à l'enfant ou jufqu'au lieu de fon domicile. L'Opium d'ailleurs par fa vertu propre expofe un enfant ainfi fitué moins qu'on ne le pourroit prefque croire, parce qu'étant un *mixte* effentiellement volatil, & infiniment enclin à fe réfoudre en vapeur ou à s'en aller en fumée, fon penchant ou fa détermination propre & premiere en fe réfolvant, ou fe développant dans l'eftomach, l'emporte tout d'abord & le fublime fur le champ vers les parties fuperieures ; & alors fe répandant fubitement comme feroit un éclair au loin & au large par tout le corps de la mere, il ne pourroit fe rabattre fur tout contre fon penchant, de tous ces endroits in-

finiment exaucez vers les parties basses , qu'en perdant sa
force & changeant de nature.
Cette détermination sera aidée
ou provoquée même vers les
parties superieures , par ce que
c'est dans les parties superieures que se trouve l'érethisme
ou l'excès de force qui doit
occuper , comme attirer même , l'action du narcotique.
Peut-être donc que dans une
femme enceinte qui seroit parfaitement saine , en qui par
consequent il n'y auroit point
dans le genre nerveux d'érethisme ou d'irritation spasmodique , & dans laquelle roule-
roient mollement & uniforme-
ment les oscillations de la mere à l'enfant , peut-être , dis-
je , qu'en cas pareil , un narcotique préjudiciroit à l'état des
nerfs , parce que son action
prendroit sur le fond naturel
de leur vertu systaltique. Mais

quand cette vertu, comme dans
un tems de douleurs &c sur-
passe le necessaire, cet excedant devient l'objet & comme
la pâture de l'action des narcotiques ; & le fond de la nature n'en souffre point alors.

Après toutes ces réflexions
tirées de l'ordre naturel de l'œ-
conomie animale, l'on comprend pourquoi les Praticiens
familiarisez avec l'Opium, l'employent avec succès dans les
cas urgents des maladies des
femmes grosses, à l'exemple du
celebre Mr. Sylvius d'Hollande, qui le recommande dans
les nausées, les cardialgies,
dans les vomissemens, &c qui
leur arrivent. *Quod si nausea,
vomitusve valde urgeant vehemen-
terque gravidas affligant . . . .
possunt quoque usurpari opiata &
narcotica . . . . . frustrà quidem
usurpantur (cœtera) quandiu ve-
hemens urget nausea & vomitus
qui*

*qui omnino sedandus prius quam
alimenta vel alterantia retineri
queant medicamenta.* (a) Il le recommande encore dans les
frayeurs, les troubles, les saisissemens qui les surprennent
*Quoties vehementi animi affectu,
terrore, irà, vel tristitià percellitur gravida . . . primo mox
vena secabitur in brachio . . . .
secundo conturbati agitatique in
universo corpore spiritus ac humores compescantur per anodina
opiata.* (b) Cependant pour ne
point sortir des sages conseils
de ce Praticien, il faut dans
ces sortes de cas donner les
narcotiques avec ménagement,
préferant la theriaque, (c) &c.
à l'Opium lui-même ; ou bien
le mêler quelquefois avec les
acides, d'autres fois avec les
aromatiques, tels que sont les
cephaliques, les *cordiaux*, les
anti-hysteriques, les *stomachiques* ;
tous remedes naturellement

O

(a) *Sylvius
Prax.
Med. l.
3. c. 6.
ar. 12f,
129.*

(b) *Idem.*

(c) *Art.*

faits pour fortifier le genre nerveux & pour en aſſûrer ou ra-
fermir le *ton. Opiata prudenter
exhibita additis pro affectûs di-
verſitate nunc acidiuſculis , nunc
aromatis.* (a) Mais cette derniere obſervation , MONSIEUR ,
m'en rappelle une autre qui
n'eſt point d'une moindre importance en pratique ; c'eſt
touchant des conſtitutions particulieres de parties , & de viſceres , qui ſont des *idioſyncra-
ſies* , ou ſingularitez de temperamment, qui interdiroient preſque l'uſage de l'Opium dans
des occaſions cependant neceſ-
ſaires ; ce ſont ſur tout certains
eſtomachs, qui ſe ferment à l'O-
pium , dont ils ne peuvent ſouf-
frir le contact ou l'approche,
ſans ſe ſoulever contre , même
par des vomiſſemens, dès qu'ils
en ſentent la preſence. C'en ſeroit aſſez pour dégoûter le Medecin lui-même de l'uſage de

(a) *Ibid.*

ce remede, car le vomissement iroit jusqu'au sang, si l'on vou-loit opiniâtrer l'usage de l'O-pium, sans les assortimens dont il a besoin alors pour se rendre supportable. Tous ces assorti-mens consistent en mélanges propres à dérober à l'estomach, ou à lui dissimuler le contact immediat de ce remede , en lui en conservant cependant la vertu. C'est le cas où réüssissent encore parfaitement la *theria-que*, le *diascordium* , &c. mêlant même ces confections , s'il le fal-loit , avec quelque chose de plus efficace, comme les *goûtes anodines* ou l'Opium lui-même, ou bien l'on employe les pilules de *cynoglosse* seules , ou animées par quelques goûtes anodimes ; Enfin *l'élixir de proprieté* plus ou moins acide , impregé de quel-ques goûtes de *laudanum* liqui-de , le tout pour être donné à petites doses. En d'autres ma-

lades l'Opium cauſe des crachemens de ſang ; alors ſi le malade (ce qui en eſt ſouvent la
cauſe) n'avoit point été ſuffiſamment ſaigné , on le feroit
inceſſamment de rechef , après
quoi l'on employeroit au lieu
d'Opium le *diacode* mêlé avec
le ſyrop de *lierre terreſtre* , ou
le *ſyrop d'orgeat* , quelquefois
avec l'huile d'amandes douces ,
à moins qu'il ne fallut quelque
choſe de plus , auquel cas on
employeroit les pillules de *cy-*
nogloſſe incorporées dans la conſerve de roſes , ou quelque autre choſe ſemblable.

Vous me pardonnerez , Monsieur , tous ces détails en-
nuyeux certainement & inutiles
pour des perſonnes qui comme
vous ſont au-deſſus de ces reflexions , mais vous voudrez
bien qu'elles puiſſent ſervir à
d'autres , à qui ils pourroient
parvenir , & qui (parce qu'el-

les seroient moins au fait) elles
sont dûës. C'est donc dans cette
vûë que j'entre dans ces examens singuliers, pour désabuser
des esprits qui croyent sur ce
qu'on leur a dit, que l'Opium
n'a que peu d'utilitez très bor-
nées, car on le donne encore
pour être dangereux aux *enfants*
& aux *vieillards*, & cependant
les âges les plus tendres & les
plus avancez peuvent s'en aider. C'est sur un ancien préjugé
que plusieurs interdisent l'O-
pium aux enfants, parce qu'une
drogue souverainement froide,
comme on le leur a enseigné,
est, dit-on, capable d'éteindre la chaleur naturelle de ces
tendres créatures. Peut-être se
laisseroit-on ramener de cette
opinion, parce qu'elle est principalement fondée sur les principes d'une Philosophie aujour-
d'hui décreditée, mais un abî-
me en attire un autre ; car la

Physique nouvelle ayant fait connoître que l'Opium est chaud, puisqu'il abonde en esprits volatils, une autre crainte est venuë saisir les esprits, en leur persuadant qu'une drogue si chaude est capable de porter la secheresse & le feu dans de petits corps, qui ne doivent s'accroître que par la souplesse de leurs parties. Or cette souplesse ne sçauroit être trop ménagée à ces parties, puisqu'en partant, pour ainsi dire, d'un point de matiere, qui est leur germe, dans lequel elles ont pris naissance, elles doivent s'avancer à la mesure des corps adultes, c'est-à-dire, s'étendre & s'allonger jusqu'à six pieds de hauteur. Mais la chaleur de l'Opium n'a rien de menaçant à cet égard : car autant qu'une drogue chaude est nuisible dans un corps où l'on ne peut pas trop craindre de

développer toute à la fois des
fucs , qui font renfermez dans
des tuyaux courts & étroits ,
ou venant à être trop promptement rarefiez , ils forceroient
les diamettres ou les romproient
même , il n'en eft pas ainfi des
narcotiques. Leur chaleur confifte dans des efprits doux ,
moux , humides & vaporeux ,
qui s'infinuent fans violence &
penetrent fans trouble , ménagez donc avec l'attention neceffaire , ils font employez fans
inconvenient dans les maladies
des enfants. *Etmuller* étoit dans
dans cette penfée , avec cette
précaution cependant de donner de la *theriaque* aux enfants,
à raifon de leur âge , deforte
qu'on leur en donne autant de
grains qu'ils ont d'années. Depuis lui un fçavant Medecin
auffi d'Allemagne, protefte contre la décifion de *Tulpius* autre
Auteur celebre , qui avoit jugé

que l'Opium étoit aussi funeste
à un jeune âge, qu'à une mauvaise poitrine. Il proteste donc
en établissant que de jeunes enfants , dont les maladies demandent l'usage de l'Opium ,
peuvent sans danger en prendre,
pourvû que ce soit dans une dose
proportionnée, & il ajoûte qu'il
la ainsi pratiqué mille fois avec
un merveilleux succès. *An ve-*
ro tenellæ ætati atque angusto
pectori perniciosum sit juxta mo-
nitum medicum Tulpii 39 abso-
lutè , nemo facile affirmaverit.
Si enim & tenellà ætate constitu-
ti male habent infantes , ut indi-
cetur opium, dosi ipsis proportiona-
tà , utique tutissimè dari potest ,
quod felicissime in praxi experti
sumus vel millies successisse ex voto.

(a) *Vve-*
del. opiol.
p. 148.

(a) Quelques nourrices pour ap-
paiser les veilles de leurs enfans ou pour leur procurer du
sommeil, ont osé pratiquer une
sorte d'anodin plus dangereux

certainement que l'Opium , en
mettant fous leurs enfants , un
petit fac où il y avoit eu du fa-
fran renfermé ; mais telle prédilection que l'on accorde aux
narcotiques , cet ufage paffera
chez tous les Medecins pour
trop dangereux. Au furplus en
levant l'équivoque de narcotique , l'on trouvera des calmants
qui ne font ni narcotiques , ni
tirez des pavots , & dans eux
des anodins non fufpects dans
leur ufage pour la cure des
maladies des enfants. Ce font
les *abforbants* lefquels fuivant la
remarque d'un celebre Mede-
cin (ᵃ) d'Angleterre finguliere- (a) *Har-*
ment verfé dans les maladies *ris de*
morb in-
des enfants , employes large- *fant.*
ment, comme il a accoûtumé de
le faire , procurent aux enfants
un calme non moins certain
que celui que produiroit l'O-
pium. Cette pratique fe trouve
anciennement fondée dans la

poudre de *Guttete* bien choiſie, car c'eſt une ſorte de poudre abſorbante ſingulierement recommandée pour calmer les convulſions des enfants. La coûtume d'autres nourrices moins indiſcretes que celles dont on a parlé ci-deſſus, paroîtroit aller plus loin, en faiſant voir la ſûreté des calmants pour les âges les plus tendres, dans le pavot même ; car pour appaiſer les tranchées ou les clameurs de leurs nourriſſons, elles mêlent dans leur boüillie quelques pincées de graine de pavot blanc pilées, car en effet cette graine, comme on l'a déja dit, ſans avoir rien de narcotique, retient beaucoup de la vertu calmante & anodine du pavot. Les vieillards à raiſon de leur grand âge étoient encore interdits de l'uſage des narcotiques, parce que paſſant comme ils font dans l'eſprit de l'ancienne

Phylofophie, pour être refroidis & appauvris de chaleur naturelle, il paroiffoit infiniment dangereux de leur permettre celui des remedes que l'on croyoit le plus froid. Ce préjugé fubfifte encore dans les efprits qu'une éducation malheureufe a prévenus ; mais une connoiffance plus exacte de l'œconomie animale a défabufé beaucoup d'autres de la meprife où l'on étoit là-deffus. L'on s'eft perfuadé que la vieilleffe eft une phtifie naturelle, ou un deffechement neceffaire qui arrive par l'affaiffement des fibres nerveufes ; & cet affaiffement fe fait, parce que la vertu fyftaltique diminuant de jour en jour avec l'âge, perfectionne moins les fucs nourriciers ; ceux-ci donc étant moins affinez, ou plus groffierement broyez, ne peuvent plus fe diftribuer intimement, ni s'infinuer dans

O vj

l'interieur des fibres, lefquelles tombant dans une efpece de *confidence* ou de dépreffion, elles fe rapprochent les unes des autres ; collées qu'elles font, elles perdent leur foupleffe ou leur agilité & s'affeffent. Mais delà il arrive que les fucs étant moins brifez, ils fe rallentiffent, & deviennent par leur féjour croupiffant, acres, falins, cauftiques même. Telle fe trouve la lymphe dans la plûpart des vieillards, en qui elle caufe pour cette raifon des toux irremediables, des ardeurs d'urine, des démangeaifons infuportables, ou femblables maladies de la peau, qui fatiguent tant de perfonnes âgées.

Certes une telle difpofition dans les fibres nerveufes n'infpireroit point l'ufage des narcotiques, parce que ce ferrement contracté par l'âge fe fait d'une maniere purement *paffive*, puif-

qu'il fixe ces fibres, qu'il les arrête & en elles leurs oscillations. Un narcotique ne trouveroit donc point à y exercer
sa vertu sur une puissance cruë
ou augmentée en force, il agi-
roit par conséquent immediatement, & prendroit précise-
ment sur le fond essentiel de la
puissance naturelle, c'est-à-dire,
de la vertu systaltique du genre
nerveux. Mais ces fibres ainsi
gênées retrécissent les capacitez des vaisseaux où roulent le
sang, les esprits, & les sucs vi-
taux, par où il est aisé de comprendre que ces sucs devenus
acres par le rallentissement de
leurs cours, & pressez dans ces
étroites capacitez, irritent ces
fibres, parce qu'ils les tiennent
en contrainte, ce qui sera un
fond d'*erethisme* ou d'irritation
qui renfermera un excès de ressort, contre lequel se tournera
l'action des narcotiques. Cet

état est celui des personnes
âgées , de celles sur tout dont
la vie se passe dans l'étude &
dans l'application d'esprit , dans
les passions de l'ame , & dans
l'intemperance des sens & de la
bouche ; car le grand âge expose souvent ces sortes de vieillards à des maux d'irritation , &
à des insomnies qui seules les
épuiseroient si l'on vouloit absolument leur interdire l'O-
pium. C'est ce qu'ont observé
ceux des Medecins qui ont sui-
vis sans préjugé les maladies
ou les infirmitez des personnes
âgées , ausquelles les narcotiques & l'Opium lui-même ont
apporté de grands soulagemens
pendant de longues années ,
pendant lesquelles ils ont été
obligé de leur donner de l'O-
pium , quoique dans des âges
très-avancées. Les femmes
âgées se trouvent singulierement assujetties à l'usage des

narcotiques à quelque âge que ce foit. Car nées , à raifon de leur fexe , avec des nerfs délicats & fenfibles , elles continuent plus long temps à en reffentir les irritations , qui vieilliffent avec elles à mefure qu'elles vieilliffent elles-mêmes ; ainfi elles n'en font fouvent que plus importunément agitées de vapeurs , ou d'ébranlemens convulfifs , qui les tiennent habituellement affujetties le refte de leurs jours à mille fortes d'affections fpafmodiques, qui les obligent & leur Medecins à avoir recours à des narcotiques. Ceux même d'entre les Medecins qui ont étudié plus foigneufement , ou fuivi avec plus d'attention les maladies des femmes , ont remarqué qu'en même-temps qu'elles avancent en âge , elles deviennent fouvent fujettes à des infirmitez douloureufes & inquiétantes ,

pour lefquelles un Medecin ne
peut fe paffer d'Opium fans voir
échoüer bien d'excellents remedes. Seroit-ce la raifon pourquoi on trouve tant de maux
incurables en ce genre, & dans
ce fexe, entre les mains de gens
qui ne connoiffent point l'O-
pium, ou qui le craignent pour
les perfonnes âgées ?

Il eft vrai, MONSIEUR, que
ces obfervations ne regardent
principalement que les maladies
chroniques, mais fans rappeller ce qui a déja été dit là-deffus, une pratique connuë pour
affurer l'ufage des narcotiques,
fait connoître avec combien
d'utilité ils conviennent auffi
dans les maladies aiguës par le
moyen des affortiments ; & cette pratique confifte dans la methode de joindre l'Opium avec
les humectants, (a) expedient
par lequel on prévient les maux
qui pourroient arriver, en por-

(a) V.
Wedel.
opiol,

tant de la fecherefſe dans les
vifceres, fur tout dans la cure
des maladies aiguës, & en femblables occafions, où l'ardeur
du fang & fon inflammation fe
donne plus à craindre ; car avec
cette précaution les narcotiques
noyez, pour ainfi dire dans les
delayants, & corrigez par ces
adouciſſants, rempliſſent des indications auxquelles tout autre
remede ne pourroit fatisfaire.

Le choix des aſſortimens convenables aux narcotiques de-
manderoit un détail plus long
qu'il ne conviendroit ici, s'il fal-
loit donner toutes les differentes
manieres de les aſſocier avec des
confeétions, des *conferves*, des
boiſſons, des *émulfions*, des *juleps*,
des *mixtures* &c. D'ailleurs tant
de fingularitez qui fe font pre-
fentées à expliquer dans l'étenduë de cette Lettre, renferment
ou infinuent de fuffifants éclair-
ciſſements fur toutes ces circonftances. Il en eft de même des

temperaments, des difficultez que
l'on propose contre l'Opium sur
leurs varietez, & sur les circon-
stances particulieres à certaines
maladies; car les observations ré-
panduës ici partout, & les notions
qui y sont insinuées à chaque page
satisferont pleinement des esprits
qui chercheront moins à dispu-
rer qu'à s'éclaircir. Reste à répondre à ce qu'on demande,
sçavoir si l'Opium convient à
tout païs, & si la diversité des
climats ne devroit point estre
une raison d'exclusion pour les
narcotiques en bien des occasions ? Mais de toutes les objec-
tions qu'on peut faire contre
l'Opium, il n'en est point qui
se trouve plus parfaitement détruite que celle-cy, puisqu'un
usage universel en fait voir la
foiblesse ou le faux. Car la difficulté ne pouvoit venir que du
trop de chaleur ou de froidure
des climats ; Or les païs chauds
sont ceux où l'Opium est plus

familier ; témoin tout le Levant, dont les vastes contrées où tous leurs Habitans, riches & pauvres, se font un délice de mâcher de l'Opium. Son usage en Medecine vient même de ces endroits ; puisque sans compter *Hippocrate* & *Galien* qui s'en servoient de leur temps, les Medecins *Arabes* en ont rempli leurs dispensaires, dont les plus fameuses compositions tiennent de l'Opium ce qu'elles ont de principales vertus. Depuis les *Arabes*, si l'on suit le chemin que les narcotiques ont fait en Medecine, on les trouve répandus dans les principales regions de l'Occident & du Nord même ; car outre que ce sont des Praticiens d'Allemagne, comme *Plater*, *Horstius*, *Gesner*, & dans ces derniers temps *Etmuller*, *Wedelius*, *Tillingius*, qui ont relevé le crédit de l'Opium ; l'*Angleterre*, la *Hollande* & l'*Ecosse*, lui ont donné d'illustres protecteurs, ou de fages reftaurateurs, dans les perfonnes de *Willis*, *Sydenham*, *Morton*, *Freind*, *Sylvius d'Hollande* &c. Sa réputation eft paffée même jufqu'en Pologne, (ª) puifqu'un Praticien de ce païs l'employe affez franchement pour la guerifon de la goute. Après cela eft-il douteux que la varieté des climats ne s'oppofe point à l'ufage des narcotiques ? Raffemblant à prefent tant d'obfervations multipliées en tout genre, la vertu univerfelle pour guerir ou pour foulager, peut-elle paroître équivoque dans l'Opium ? fut-il même un remede qui ait tant d'énergie, & fi peu d'inconvenients, quand il eft manié avec la fageffe de l'Art. telle qu'on l'a expofée dans cette Differtation ? Ce n'eft donc point une *panacée* en idée qu'on prefente dans l'Opium, affranchie de toutes loix & de toutes regles, ou de toute difcipline, puifqu'il n'a de succès, comme on l'a observé, qu'autant qu'il est concerté avec celles de la saine Medecine. Ce n'est point non plus un secret, ou un *arcane*, qui guerisse à l'aveugle ou à l'avanture, on en connoît les raisons & la methode. Enfin ce n'est point une drogue qui tranche du souverain pour la guerison des maladies, où elle se mettroit au dessus de toute prudence ou de toute étude, car ses bons effets ne luy viennent qu'autant qu'elle entre dans les vûës & dans l'esprit des loix ou de l'ordre de l'œconomie animale. Ainsi l'Opium n'aura d'heureuses réussites qu'autant que celuy qui l'employe sera au fait de la connoissance de la nature saine & malade, pour conserver la premiere dans ses droits, & y rétablir la seconde. Ce n'est point non plus pour abbreger l'étude de la Medecine que l'on donne ici tant de pré

ference aux narcotiques, mais
plutôt pour abbreger les maladies, qui gueriront d'autant plus
promptement par les *calmants*,
que par leur moyen la nature
sera suivie de plus près, qu'elle
sera plus écoutée, moins inter-
rompuë, ses vûës moins traver-
sées, & ses mouvements mieux
executez.

Me trompai-je donc, Mon-
sieur, en avançant que la Medecine *calmante*, c'est-à-dire l'art
de guerir conduit ou dirigé dans
les vûës des remedes *calmants*,
deviendroit une Medecine ab-
bregée, en ce qu'elle couteroit
aux malades moins de peines,
moins de dérangement, moins
de supplices. Car n'en sont-ce
point que ces durs assujetisse-
ments à devorer des *émetiques*,
à se souler de purgatifs, à s'é-
puiser en *fondants*, en *colliqua-*
tifs ? tous artifices ennemis souvent de la sage nature, fâcheux

toûjours & importuns, pour ne
rien dire de plus contre ces favoris de la pratique moderne.
En effet à l'aide des *calmants* ou
des *narcotiques* placez à propos
dans une maladie naiſſante ou
déja avancée, un Medecin ſe
trouveroit ſouvent affranchi de
cruelles neceſſitez, ſur tout de
celle d'avoir à arracher continuellement à la nature, par des
évacuations forcées, des humeurs qu'elle méditoit de s'aſſu-
jettir par des digeſtions & des
coctions travaillées à loiſir par
les temps & les mouvemens re-
ſervez à ſa ſageſſe. Ajoutez que
ſans traverſer le vray *orgaſme*
des humeurs ce ſage coadjuteur
de la nature, cette Medecine
menageroit les fougues des humeurs, leur conſerveroit leurs
directions, leurs voyes, leurs
iſſuës, & tout cela ſans jamais
troubler ni leurs penchants, ni
leurs intentions, ni leurs cours.

La raison de tant d'avantages se trouve dans la vertu propre dés *narcotiques*, parce que (comme on l'a tant prouvé) étant singulierement faits pour les nerfs, dont ils appaisent *l'ere-thifme*, ils confervent le *ton* ou le leur reftituent. En confequence leurs fibres demeurant ou devenuës ainfi fituées, continuent dans l'ordre & le mode propre de leurs *ofcillations*, & travaillant les *fluides* en les amolliffant, en les brifant, & en les affinant, elles les amenent au point defiré par la nature, de les refoudre en vapeurs, en quoi confifte tout l'art ou le but de la tranfpiration. Car c'eft l'évacuation favorite de la nature pour laquelle feule s'employent tous les travaux de l'œconomie animale.

La faignée encore, dont le phantôme trouble les uns & arrête les autres, parce qu'elle

eft

eſt ignorée de ceux-cy, & mal
entenduë de ceux-là, deviendroit moins frequente par l'uſage
bien entendu des anodins ou des
narcotiques. En effet les feux,
les ardeurs, les inflammations,
les troubles & les agitations,
qui forcent les plus oppoſez à
la ſaignée, de la pratiquer dans
ces cas, ſeroient prévenus ou
diſſipez par le moyen des calmants. Peut-être même, Monsieur, rien ne ſeroi. ʼl plus propre à reconcilier l'Opium avec
ſes plus cruels ennemis, que l'a-
vantage de faciliter le ménagement de ce diſgracieux remede,
car il le devient ſur tout quand on
eſt forcé de le réïterer auſſi ſouvent que le font les faureurs des
émetiques, & les partiſants de
la frequente & précipitée purgation. Car ſi vous voulez bien,
Monsieur, prêter l'oreille à
tout ce qui vous reviendra de la
pratique aujourd'hui uſirée de

P

purger outrément, de prodiguer les *boüillons amers* & les *émetiques*, & de fourer le *sel de glauber* & le *kermes* par tout, vous vous trouverez convaincu que ces nouveaux ouvriers en Medecine font obligez pour reparer les fautes de cette malheureuse methode, de répandre plus de fang que *Galien*, que *Botal*, & toute cette Ecole.

Mais ne vous ennuiai-je pas, Monsieur, en vous tenant fi long-temps fur une matiere affoupiffante par elle-même, devenuë d'ailleurs fi déplaifante par les dégoûts & les défagréments qu'ont repandu fur elle l'ignorance & le préjugé ? cependant fans vouloir trop me juftifier par cette raifon qui juftifie tant de monde, qu'il eft pardonnable d'être long à bien des gens, parce qu'il eft donné à peu de pouvoir être courts, je me difculperay fur ce que vous

m'avez engagé, MONSIEUR, à
parcourir sous vos yeux tous les
avantages dont j'avois fait honneur à l'Opium, & aux narcotiques pour la guérison ou le
soulagement de beaucoup de maladies ; car ces avantages se trouvant très - multipliez & fort
étendus, la longueur de ma Lettre devient excusable. Souffrez
donc, MONSIEUR, que je vous
arrête encore un moment pour
demander à votre équité la protection dont cette Lettre aura
besoin dans un certain monde
Medecin, qui taxe d'innovations
tout ce qui choque ses usages
nouveaux, & ses pratiques ré-
centes ; car ce ne sont point ici
des nouveautez que j'invente en
l'honneur de l'Opium, mais des
veritez que je renouvelle sur son
compte ou à son occasion. Ce
sont les notions pures de la vraie
Medecine, aussi anciennes que
sa verité ; & par ces notions je

voudrois rappeller l'art de guerir à la pure & simple nature, dont j'aimerois à voir copier par les Praticiens, les vûës, les manieres, & les intentions. Ce seroit ainsi que voulant faire de la Medecine une étude ou une conduite de sagesse, je souhaiterois qu'elle ne parut plus chez les malades avilië & défigurée sous la forme d'une panspermie de drogues dangereuses, nouvelles, inconnuës, entassées au hazard & mal assorties ; ni parmi les Medecins sous celle d'un amas de notions inoüies à nos peres, & d'indications étrangeres à la nature, ou au mechanisme de nos corps. Car telles sont, MONSIEUR, ces intentions familiarisées aujourd'huy parmi le peuple Medecin, de *fondre*, de *précipiter*, *d'évacuer* sans mesure des humeurs ou des sucs, dont la nature ménage scrupuleusement jusqu'aux mie-

tes, sans en laisser échaper les
moindres portions, qu'après en
avoir tiré ce qu'elles avoient d'u-
tile pour l'entretien de la vie. En
effet, si vous voulez bien encore,
Monsieur, un peu prêter ici
votre attention, les evacuations
sensibles dans nos corps, n'y
sont ni si frequentes, ni abondantes. Celle des intestins, par
exemple, qui en est la principale,
monte à peu de chose étant ré-
duite à son calcul naturel ; souvent même la santé n'en de-
meure-t'elle pas moins affermie,
quoique cette évacuation de-
vienne rare. C'est que tout le
travail de la nature pour la conservation de la vie, n'est qu'une
suite de façons variées, qu'elle
donne au sang & à ses sucs
qu'elle habille, qu'elle place, &
qu'elle met à profit, bien éloignée de les dissiper, de les perdre, ou de les prodiguer. C'est
ainsi que la nature se comporte

pour operer la santé, mais elle
ne s'y prend point autrement,
pour guerir la maladie ; car ici
les façons des sucs n'étant manquées que par les déplacemens
qu'ils ont pris, ou par les écars
qui les a emportez hors de leurs
refervoïrs, elle ne fait que re-
dreffer fa manœuvre pour rectifier fes operations dans ces fucs,
pour les ramener dans leurs
voyes, à leurs places & à leurs
qualitez. Que s'il luy en échape
quelque portion à travers de
quelques vaiffeaux de décharge,
d'où s'enfuivent quelques évacuations fenfibles ; ce n'eft que
pour débarraffer les voyes à ceux
qui reftent, pour les affurer dans
leurs directions , & les mieux
contenir dans leur cours. Rien,
Monsieur, reffemble-t'il tant
à une Medecine *alterative*, dont
l'action confifte en modifications ? & telle eft la Medecine
naturelle, innée dans nos corps,

ou creée avec nous, qui ne nous fait vivre qu'en modifiant nos fucs ; fut-il un autre modele de la veritable Medecine ? Or les manieres que le Createur a anciennement inftituées dans la Medecine, confiftant toutes en alterations, en préparations & en modifications, luy conviendra-t'il de prendre entre les mains des hommes d'aujourd'huy d'autres intentions , ou d'imaginer d'autres artifices ? ne feront-ils point contraires à l'art de la nature, qui en Medecine eft celui du Createur ? Sur ce modele, MONSIEUR , la Medecine *calmante* paroît-elle rien moins que la veritable Medecine, & les remedes qui en rempliffent plus directement les intentions feront-ils autre chofe que les fecours naturels ou les vrais remedes ? Mais tels font les *alterants*, & parmi eux les *anodins*, les *paregoriques* , les *cal-*

P iiij

mants ; les *narcotiques* tiennent le premier rang. Pourra-t'on donc foupçonner que j'en aye furfait le prix, exageré les vertus, ou porté trop loin leur étenduë ? car un Medecin peut-il trop fe mettre dans le courant des mouvemens de la nature pour la guerifon des maladies ? Rien au contraire affure-t'il tant fa conduite, que lors qu'il la tient de celle du Medecin interieur & domeftique, établi par l'inftitution du Createur au milieu des vifceres, pour en gouverner l'ordre & en régir l'œconomie ? Certes une telle Medecine n'eft rien moins qu'une Ecole de la nature, ouverte au Medecin pour y écouter un maître, pour en prendre des leçons & des regles de conduite ; fûr alors de la réuffite, parce qu'on peut s'en promettre, quand l'on s'eft mis fous une telle difcipline. Après tout cela, Monsieur,

il devient douteux que la Medecine courante qui eſt l'*évacua-
tive*, conſiſtante qu'elle eſt en
purgations, en *émetiques*, en *fondants* &c, s'accorde à celle-cy :
car devenuë vulgaire au goût
du peuple, qui eſt grand en Medecine, parce que preſque tout
y eſt peuple, elle a prévenu les
eſprits, & faiſi les ſuffrages. Je
ne dois donc pas conter ſur ſon
approbation. La Medecine que
je lui oppoſe eſt trop contraire
au credit qu'elle s'eſt fait, & à
l'intereſt qui lui en revient. Elle
ſera donc contredite, décriée,
mal-menée, & peut-être pour
le malheur des malades, ne
ramenera-t'elle aucun de ceux
à qui il importe trop de mettre
un ſemblable peuple de leur
côté. Mais je la trouveray
glorieuſement dédommagée &
avantageuſement recompenſée,
ſi les indifferents l'écoutent,
& encore plus ſi les perſonnes,

qui comme vous, MONSIEUR,
aiment plus à penfer qu'à agir
en Medecine, ne défaprouvent
point les reflexions que j'ay
l'honneur de vous propofer; ou
pour mieux dire de vous expofer, MONSIEUR, car j'attends
bien plus encore vos avis, que
votre approbation.

Souffrez cependant, MON-
SIEUR, que je précautionne
encore l'Opium contre le préjugé que forme contre luy dans
le monde Medecin la réputa-
tation d'une Ecole auffi celebre
que fage, qui paroît declarée
contre fon ufage. C'eft l'Ecole
du fameux Mr. *Stahl*, envers
laquelle il eft à propos de le dif-
culper, pour luy affurer dans
votre efprit la protection que
j'ay l'honneur de vous demander. En effet, l'autorité aujour-
d'huy fi juftement celebrée de
ce fçavant Medecin, eft bien
capable de prévenir en fa faveur

la plûpart des Sçavants, depuis
fur tout qu'un nombre de difciples choifis, & que fa doctrine
a répandus par tout le monde,
foutient fa Medecine & augmen-
te fon credit. Vous aurez lû
d'ailleurs apparemment (vous,
MONSIEUR, à qui rien n'échape
dans cette forte d'érudition,)
la fameufe Differtation de M.
Stahl *De opii impofturá*, & vous
y aurez vû l'accufation d'une
double impofture qu'il entre-
prend de prouver contre l'O-
pium. C'eft qu'il le trouve dou-
blement féduifant & trompeur,
1°. pour les malades, qu'il amufe
par des foulagements infidels
ou paffagers. 2°. pour les Medecins eux-mêmes, qu'il leurre
par des efperances lumineufes ou
féduifantes, qu'il leur fait appercevoir, mais qui ne réuffiffent
qu'au hazard, pour peu de tems,
& toujours aux dépens du malade, ou à la ruine de la nature.

P vj.

Car l'Opium, selon luy, n'est
qu'un enchanteur, qui la séduit
par les charmes d'un sommeil
insidieux, dont elle ne sort que
plus affoiblie & déconcertée. Ce
sçavant Praticien rapporte là-
dessus de tragiques histoires de
malades qui sont brusquement
péris, endormis qu'ils ont été
par le séduction de ce remede
ou des guerisseurs, qui avoient
sçu gagner leur confiance &
surprendre leur credulité. Après
des leçons d'un Maître si éclairé
& si heureux en pratique, & par
un grand nombre de Disciples
qu'elles ont formez en tout païs,
l'opinion dominante s'est établie
contre l'Opium, de sorte que
l'instruction en ceux-cy, jointe
à la frayeur d'une infinité d'autres moins éclairez, mais autant
prévenus, voudroit donner l'exclusion à ce remede que l'on fait
passer pour séduisant ou pour
imposteur, parce que M^r. Stahl

l'a ainsi jugé. Je sçay, MON-
SIEUR, avec quelle sagesse vous
vous mettez en garde contre
l'autorité en Medecine : ainsi je
ne doute point que vous ne vous
soyez moins laissé aller à la gravité d'un Auteur, qu'au poids
de ses raisons ; & moyennant
cette précaution j'ose me promettre que l'écrit de M^r. Stahl
aura moins affoibli en vous, que
confirmé la bonne opinion que
vous aviez de l'Opium. Du moins
est-ce l'effet que la lecture de
cette Dissertation a produit sur
moy ; car si cet Auteur y prouve
quelque chose au desavantage
de l'Opium, ce n'est tout au
plus qu'en prétendant faire voir
qu'il est un *assoupissant*, malheureux , infidele & dangereux ,
sans toucher aucune des qualitez qu'il a sans faire dormir ,
puisque toutes ses histoires ne
representent que des gens qu'on
a fait dormir mal à propos ou

exceſſivement. Or vous vous fou-
venez, Monsieur, de l'avis du
celebre M^r. *Freind*, qui après
M^r. *Sydenham*, apprend que c'eſt
mal connoître l'Opium que de
n'en connoître que la vertu aſ-
ſoupiſſante. Une obſervation de
cette conſequence n'auroit pas
dû, ce ſemble, échaper à l'habileté de M^r. Stahl, à qui l'uſage
qui lui a appris tant de choſes,
auroit dû lui valoir cette con-
noiſſance.

Mais j'apperçois, Mon-
sieur, pourquoi ſa pratique
aura pû ne l'y pas mener : elle
eſt ſi ſage, ſi meſurée & tant
concertée avec les mouvemens
& les loix de la nature, que ſes
remedes ordinaires, ſi fort éloi-
gnés des *ſtimulants*, des *irritants* & des pertubateurs de l'œ-
conomie animale, comme ſont
les *purgatifs*, les *émetiques*, les
fondants, & les incendiaires,
lui auront dans les plus gran-

des occasions tenu lieu de *cal-*
mants, *d'Opium* ou de *narcoti-*
ques. Car si vous l'observez,
Monsieur, tout est chez lui
adoucissants, *délayants*, *concen-*
trants, *diapnoiques*, continuellement en garde contre tout ce
qui pourroit trop développer le
sang, & rehausser excessive-
ment la puissance des solides,
ou pervertir le *ton* naturel des
parties, de quoi il est si parfaitement occupé. Ainsi avec de
telles vûës je comprens qu'un
Medecin attentif & bien instruit
dans cette sorte de manœuvre
en Medecine, aura pû se passer
souvent de narcotiques ou de
semblables remedes ; & par la
même raison je pardonnerois
volontiers à ceux qui se parant
d'un si grand nom, suivroient
les mêmes manieres de pratiquer. Si au contraire l'on trouve
ces Disciples, soy disant de
M.r *Stahl*, livrez à toute la fu-

reur des *irritants*, des *purgatifs*, des *émetiques*, &c il leur siera mal de se mettre sous la protection de ce grand Maître, dont ils imitent si mal la sagesse & la moderation dans les remedes.

Les malheurs de l'Opium, qu'il raconte avec tant d'emphase, ne sont tous venus qu'à raison de la trop forte dose, qui est avoüée de ceux-là-même qui sont le mieux disposez en faveur de ce remede : Vous y voyez donc plusieurs têtes de pavot ordonnées toute à la fois dans de la bierre ; d'autre fois plusieurs pillules données le même soir, ou semblables procedez, qui font comprendre que ces donneurs d'Opium, qui ont deshonnorez son usage dans l'esprit de M^r. Stahl, ignoroient l'abus le plus vulgaire & en même-temps le plus dangereux qu'on en puisse faire, qui est de

le donner ruſtiquement & toute
à la fois en forte doſe. La ſageſſe de M^r. Stahl auroit pû lui
faire appercevoir ce défaut ,
mais l'idée d'une Medecine
adouciſſante comme la ſienne ,
l'a preſque prévenu contre toute autre calmant.

Une autre faute qui ſe découvre dans la maniere dont cet
Opium a été donné , eſt tirée
de l'état des malades qui étoient
farcis d'humeurs , ou des maladies qui étoient purement humorales , dépendantes par conſequent & principalement des
fluides , qui étoient plus abon-
dants encore que viciez , tandis qu'il eſt reconnu que l'O-
pium réüſſit principalement &
ſans inconvenient dans les maladies des *ſolides*. L'Opium donné encore , au rapport de M^r.
Stahl , à des perſonnes qui
avoient la pierre , découvre
l'imperitie de ces Medecins, qui

auroient dû fçavoir que l'Opium eft dangereux à la veſſie, quand elle eft déja fouffrante, & plus encore quand elle contient une pierre. Dumoins y-a-t'il une maniere de donner l'Opium dans ces cas, que ces Medecins paroiſſent avoir parfaitement ignorée. Après cela on conviendra avec Mr. *Stahl* que l'Opium auſſi mal adroitement manié eft un dangereux poiſon, mais en des mains auſſi ignorantes, dequoi l'Opium ne peut mais. On voit encore avec combien peu de préparation ce remede eft employé dans la diſſertation de Mr. *Stahl*, où ſans avoir ſaigné ſuffiſamment le malade, ſans l'avoir humecté, ſans l'avoir temperé par le regime, l'Opium ſe donne comme en courant la poſte, ou à des perſonnes qui (1) *Art.* étoient en voyage, (ª) à des 32. corps pleins, mal ménagez ; toutes précautions manquées

chez M^r. *Stahl* , absolument
pourtant necessaires pour assurer l'usage de l'Opium , sur tout
quand on le donne en grande
dose.

Peut-être seroit-on tenté de
s'indisposer contre l'Opium sur
l'avis d'un Praticien aussi respec-
table que M^r. Stahl , s'il avoit
fait le procès de ce remede suivant les notions d'une pathologie comme la sienne , dont les
finesses & le bon goût sont si
capables de ramener les esprits
à une bonne Medecine. Mais
dans sa Dissertation contre l'O-
pium , il paroîtroit s'être un
peu oublié , en se laissant plus
aller à un zele amer contre ce
remede, & en s'éloignant de la
solidité de ses manieres ordinaires de penser. Les déclamations
contre lui , lui échapent souvent, il paroît passer même jusqu'aux menances (ᵃ) contre
ceux qui se rendroient compli-

(a) *Dis-*
sert. 79.

ces de fautes qui ſuivent l'uſage de l'Opium , auſqueles il
prédit un avenir , où l'on employera autre choſe que des paroles. Si à ce ton menaçant l'on
compare le peu de veritables
raiſons qu'apporte M^r. Stahl
contre l'Opium , l'on décou-
vrira dans cette Diſſertation
plus d'invectives certainement
que de preuves. Les principales de ſes raiſons reviennent toutes aux reproches vulgaires, que
l'Opium empêche les *criſes* ,
qu'il arrête les mouvemens de
la nature, que c'eſt un *ſtupefiant*,
un *aſtringent* &c. (a) Mais comme l'on a répondu en détail à
tous ces reproches ci-devant
dans ce petit ouvrage , ce ſeroit tomber dans des répetitions
ennuïeuſes.

Une accuſation plus grave
contre l'Opium , c'eſt qu'il ne
remedie qu'aux ſymptômes ou
aux accidents (b) de la maladie

(a) Diſ-
ſert. Paſ-
ſim.

(b) Diſ-
ſert. §§.
70. 76.

& non à la caufe. Mais c'eft toûjours une fuite du mauvais emploi que M^r. *Stahl* a vû faire de l'Opium qui lui a fuggeré ce préjugé. C'a été dans des maladies humorales, où la plenitude & l'embarras des fucs croupiffants avoient plus de part, que l'irritation convulfive & feche des folides; (ᵃ) mais cette irritation étant fouvent la caufe originaire des affections fpafmodiques, qui rempliffent les lits & les infirmeries, elle donne à connoître en combien d'occafions les narcotiques peuvent remedier non aux feuls accidents des maladies, mais à leurs caufes les plus ordinaires, comme encore on l'a dit ailleurs. Au furplus feroit-ce un fi méprifable avantage pour un remede que celui de remedier à de preffants accidents, *morbi impetum frangere*, (ᵇ) ce qui a été de tout tems une pratique

(a) *Ibid paffim.*

(b) *Celf.*

fuivie par les Medecins les plus
attachez aux regles de la me-
thode ? M^r. *Stahl* lui-même en
convient , mais il ne s'y accor-
de qu'en cas d'*urgence* , à condition cependant qu'on ne pren-
dra point ce cas dans les principes de *Sylvius* d'Hollande.
Quid autem fit urgere , è Sylvia-
nis dogmatibus non hauriendum effe
præmonemus. (ª) N'eft-ce pas-là ,
MONSIEUR , bleffer la memoire
du plus heureux Praticien de
fon tems ? Il eft vrai qu'il employoit auffi fouvent l'Opium
que M^r. *Stahl* le confeil peu ,
mais dès qu'il eft notoire que
generalement parlant , l'Opium
réüffiffoit dans les mains de M^r.
Sylvius , deviendra - t'il dangereux de s'en rapporter là-deffus
à fes maximes de pratique , juf-
qu'à ce qu'il plaife à M^r. *Stahl*
de gratifier la Medecine de fes
remedes merveilleufement anodins , préferables à l'Opium ,

(a) *Art.*
78.

qui adouciſſent & calment les
maux juſques dans leurs four-
ces , tels que ſont ceux qui lui
ſont connus. *Cumpertum habe-
mus , quod alia ſuppetant medicamenta , quæ . . . . . . mitigant cum
emolumento primariorum affectum
&c.* ( ) Et cela arrivant l'on [a] **Art.** 76.
conſeillera de prendre dans les
maximes de Mr. *Stahl* , les
moyens de remedier aux cas
d'urgence. *Quid ſit urgere é Stahl-
lianis dogmatibus hauriendum præ-
monebimus.*

    Mr. *Stahl* donne (b), ce ſem- [b] **Art.** 34.
ble, toute ſa confiance au cele-
bre Mr. *Ludovicus* , comme
étant en effet le plus grand
connoiſſeur qu'il fut jamais en
matiere medicale ; & ſous le
nom de ce ſçavant Medecin il
taxe horriblement l'Opium. Je
vous avoüe , MONSIEUR ,
que je n'aurois jamais ſoupçon-
né Mr. *Ludovicus* d'être contraire à l'Opium ; car je ſuis au

fait sur cet Auteur, & voici comme je trouve qu'il en parle. *Opium . . . innocens, ut ut permultis . . . . abufus fpectantibus, immerito neglectum, ad femidementationem . . . injuftè damnatum, fufpectum, aut tandem longè parciùs, feriùs, dimidiùfquè attactum &c.* (a) Le refte de ce paffage eft à la loüange de l'Opium & de fes merveilleux avantages dans les maladies des enfants, des femmes groffes, des accouchées, des malades épuifez, des vieillards &c. (b) La pratique de M^r. *Ludovicus* répond à fon principe fur l'Opium, car fes Traitez fur les maladies malignes (c) & fur la *dyfenterie*, font pleins de *narcotiques*, de *fedatifs*, &c. M^r. *Ettmuller* fur cet endroit dans fon Commentaire fur *Ludovicus*, confirme l'opinion de cet Auteur fur l'Opium. Après cela, MONSIEUR, eft-il aifé de trouver du préjugé contre

(a) Lu-dovici. Pharmac. p. 367.

(b) Ibid.

(c) De morbis caftrenfibus. de dyfente-riâ.

contre l'Opium dans M^r. *Ludo-*
vicus ?

M^r. *Stahl* s'autorife, ce femble,
encore du fameux Praticien M^r.
Deckers, en qui dans fes notes
fur la pratique de Barbette, il
trouve loüées les pilules de *cy-*
nogloffe, parce, dit-il, qu'il y a
encore bien loin de la *cynogloffe*
à l'Opium, & à ce fujet il
s'échape contre les corrections
prétenduës de l'Opium, qui eft
corrigé, dit-on, dans ces pilules : & là-deffus il exerce fes mêmes préjugez. Mais M^r. *Stahl*
auroit trouvé que M^r. *Deckers*
fçavoit en matiere de narcoti-
ques employer autre chofe que
les pilules de *cynogloffe*, lui qui
dans fes remarques pratiques, (^a)
fe fert dans toutes fes *mixtures*,
qui font frequentes chez luy, &
dans fes autres remedes, de l'O-
pium lui-même, dont il étoit
auffi peu chiche que fon Maître

Q

(a) Dec-
kers exer-
cicationes
praxt.cæ

Mr *Sylvius d'Hollande.* Ainſi, MONSIEUR, telle bonne opinion que l'on ait de la ſage Medecine de M^r. *Stahl:* tel reſpect que l'on conſerve pour le merite d'un auſſi grand Medecin, on le trouve ici preſque iſolé, ou tout ſeul dans ſon ſentiment, dénué qu'il eſt d'appui parmi tant de grands Medecins qui l'ont précedé, & parmi tant d'autres qui viennent d'enrichir la Medecine de leurs obſervations ſur cet excellent remede. L'autorité que s'eſt faite dans le monde M. *Hoffman*, & les égards qui lui ſont dûs à juſtes titres, m'obligent, MONSIEUR, à juſtifier encore l'Opium contre tout le mal qu'en a dit ce ſçavant Medecin. Car il en auroit en effet plus dit de ce remede que d'aucun autre, s'il n'en avoit infiniment plus dit encore des *purgatifs*, des *émetiques*, des *mercuriels*, & c

qu'il rend la terreur de la Medecine. En effet quoi qu'il dise
des narcotiques, il n'y reconnoît principalement du danger
que quand on les donne incon-
siderément ou en trop grande
quantité, (a) parce qu'alors il
cause des *stupeurs*, des engour-
dissements, & une paresse dans
toute la nature, par où il devient moins un remede qu'un
poison. Mais aussi est-il convenu
de tous ces inconvenients parmi
ceux-là même qui sont le plus
favorablement prévenus pour
l'Opium. Ainsi tout ce que dit
contre lui M^r. *Hoffman* est précisément ce qui fait le fonde-
ment de la methode, qui donne
des regles, & marque des précautions avec lesquelles on évite
certainement ces malheurs; &
les principales de ces regles sont
de ne point donner l'Opium
tout à la fois, ou en forte dose,

(a) Frederic Hof-
fman ve-
reopa ho-
log. f n-
damenta.
p. 273.
art. 4.

& de n'en point faire un somnifere forcé ou un assoupissant.
Tandis donc que les moins con-
noisseurs donnent l'Opium absolument pour faire dormir, les
plus sensez ou les mieux instruits
dans la Medecine calmante,
ne l'employent que comme un
sedatif ou un adoucissant qui
attire le sommeil ; parce que
l'Opium donné en petites doses
réïterées, demeure soumis à la
nature ou à la vertu *systaltique*,
laquelle restant toujours la maîtresse, s'assujettit la vertu de
l'Opium, & la tient à sa portée, ou sous sa direction. Par
même moyen il perd ce que
les anciens lui soupçonnoient de
deletere ou d'empoisonnant ; au
contraire même ainsi ménagé,
il acquiere cette vertu divine (ᵃ)
ou merveilleuse d'apaiser les douleurs & de donner du calme aux
malades. Aussi Mr. *Hoffman* en

(a) *Ibid.*
p. 278.
art. 9.

avoüant le mal qui peut venir
de l'Opium, reconnoît que c'est
le remede qui a toujours été
singulierement recherché par
tous les Praticiens de l'ancienne
& de la nouvelle Medecine.
L'observation qu'allegue ce même Auteur, que l'Opium calmant à la verité les maux pour
un tems, les rend dans le fond
plus longs & plus opiniâtres ;
cette observation est apparemment d'après Mr. *Stahl*, de la
Dissertation duquel Mr. Hoffman s'appuye, & dans leurs
écrits, d'après des Medecins
trop hardis à donner l'Opium
tout à la fois en grande dose,
& qui n'étoient point au fait de
le sçavoir donner petit à petit,
& de loin à loin ; car en cela
consiste le fond d'adresse à le
donner sans inconvenient. C'est
qu'une petite dose venant à
l'appuy d'une autre semblable
qui a commencé à établir le

calme, elle l'acheve & le con-
somme sans interesser la force
ou le *ton* des solides ; & qui plus
est, sans rendre le mal ni plus
long ni plus opiniâtre, ce qui
est ce qu'appréhendent M^r.
Stahl, M^r. *Hoffman*, & les Disciples de tous les deux, mais
qui se copient manifestement les
uns & les autres. En effet aucun
de ces grands Medecins ne té-
moigne tenir de son usage ou
de sa propre observation, ces
raisons de frayeurs dont ils se
sont frappez les uns & les autres.
Ainsi il paroît que ce ne sont
que des oüi-dire, ou des histoires d'emprunt, sur lesquelles ils
décreditent un remede dont ils
n'ont point fait usage, ou tout
au plus dont ils ne se sont point
servi que d'une maniere vulgaire,
& que l'on reconoît comme
eux fautive, dangereuse & formidable. Mais on ose leur promettre, comme on l'a rapporté

cy-deſſus de M^r. *Sylvius* d'Hollande, que la methode qu'il a ſuivie, qui a été perfectionnée depuis luy, & que l'on propoſe ici, ſe trouvera ſûre dans leurs mains, & qu'elle y acquerera de nouveaux titres de confiance. Juſques-là c'eſt injuſtice ou préjugé de répudier ou de proſcrire l'Opium, comme fait rigoureuſement M^r. *Stahl*, (ᵃ) qui conclut à ce qu'on s'en abſtienne. Car ne fut-ce point en effet un préjugé ou une injuſtice contre le Quinquina, de l'accuſer d'arrêter ſeulement la fiévre ſans la guerir veritablement ? accuſation qui a duré pendant tout le tems qu'on a ignoré qu'il falloit en modifier les doſes, en les donnant partagées à differentes repriſes, & depuis ce tems le Quinquina a été reconnu pour très ſûr dans ſon operation, & conſtant dans ſes effets, pourvû qu'on le con-

(ᵃ) *Diſſert. art.* 78.

tinuë auſſi long-tems qu'il convient. Les atroces accuſations
formées contre luy de reſſerrer
exceſſivement les parties, de
fixer les mouvements naturels,
& de laiſſer dans les entrailles
des obſtructions dangereuſes ;
toutes ces ſortes d'accuſations
ſont tombées, de ſorte que l'on
convient aujourd'huy que ces
accidents n'arrivent qu'entre les
mains de ceux qui ne ſont point
entendus en ces ſortes de mena-
gemens, pout la cure des fiévres ordinaires ; car il en eſt
d'autres extremément aiguës,
obſervées par le ſçavant Mr.
Torti, (a) dont la malignité va
ſi vîte, qu'il eſt abſolument
beſoin d'employer le Quinquina
tout d'abord, & avec toute ſa
force, en le donnant bruſque-
ment & en très grande doſe,
pour arrêter les pas ou les mouvements précipitez que la fiévre
de cette nature fait faire vers la

(a) *Febr.*
intermis.
&c.

mort. Mais ce sont de ces cas singuliers qui ne tirent point à conséquence pour le courant des fiévres. Tout de même aussi il est des cas extraordinaires en pratique où un homme exercé donne hardiment de l'Opium pour arrêter une douleur mortellement urgente, ou semblable accident pressant de *coliques hystériques* ou dè *nephritiques* de même nature, c'est-à-dire dans des affections purement *spasmodiques*, qui demandent cependant du discernement & de l'usage dans un Praticien ; mais ce sont encore des exceptions de la regle generale, qui ne doivent faire passer ni l'un ni l'autre pour de dangereux *remedes* qui fixent, qui concentrent les humeurs, d'où s'ensuivent des *congestions inflammatoires, squirreuses* &c. Car c'est encore une méprise insoutenable de comparer l'Opium ou

Q v.

les Narcotiques à des *aftringens*
dangereux, puis qu'ils ne fixent,
n'arrêtent ou ne refferrent pré-
cipitamment, que lors qu'on les
donne en forte dofe, au lieu
qu'étant modifiez & graduez
de maniere qu'on les donne en
petite quantité plus ou moins
fouvent réïterée, ils ramenent
petit à petit les vaiffeaux excretoires à leurs diametres propres, ou les folides à leur *ton*
naturel. La pratique de M^r.
Torti prouve parfaitement cette
œtiologie; car c'eft dans les
occafions de fiévres extréme-
ment aiguës qu'il donne le
Quinquina en forte dofe, dans
les tems par confequent où les
ofcillations font infiniment ac-
celerées, perverties, détour-
nées, & forties de leurs directions; mais quoy de mieux
alors, que d'arrêter fur le
champ de fi dangereufes marches, & que de lier prom-

rement un furieux mouvement
qui va à la mort ? Car l'excés
de dérangement ou d'*ataxie*
qui eſt alors dans les eſprits,
ou dans la vertu *fyſtaltique*,
donne lieu à la forte action
du remede , ſans porter pré-
judice au fond de la force naturelle ou au *ton* des parties,
auſquelles il reſte encore aſſez
de force , quoique le remede
prenne ſur ce qu'elles avoient
de trop. Après ces explications,
M O N S I E U R, je compte que
l'Opium ſera parfaitement juſtifié , & qu'il meritera place parmi ces remedes choiſis qu'un
bon Medecin doit employer
dans ſa pratique. C'eſt l'exemple que donne M^r. Hoffman,
(ª) luy-même , qui malgré le
préjugé répandu en Allemagne
contre l'Opium , le recommande dans ſa huitiéme Diſſertation de ſa ſeconde Decade,

(a) Hoff-
man Diſ-
ſert. De-
cad. 2. p.
367.

Q vj

comme un remede neceffaire
en pratique ; car à juger par
la quantité des Narcotiques
qu'il met en referve, il eft aifé
de juger qu'il donne une grande étenduë à l'ufage qu'il en
permet.

Mais, Monsieur, ceci
ne feroit-il point la folution
du problême propofé par Mr.
Pitcarn ? car l'Opium fe trouvant maintenu dans tous fes
avantages, fur tout dans fa
vertu *cordiale*, *confortante*, *dia-*
phoretique & *fedative*, ne pour-
roit-il point eftre aux termes
du même celebre Mr. Hoffman,
ce remede tant defiré par ce
fameux Auteur, pour la cure
de toutes les maladies. En effet
l'un & l'autre ont penfé de
même fur les qualitez qui feroient à fouhaiter dans un pareil remede, & ces qualitez
qui fe trouvent en plein dans
l'Opium, font celles-là même

qui font décrites dans ces termes de M^r. Hoffman. *Si quæ
fpes effet inveniendi talem Medicinam, quæ omnibus morbis &
avertendis & fanandis cum effectu
accommodata fit, ejus certè ope-
ratio ita deberet effe comparata,
ut pulfum roborando, liberum
fanguinis circulum, fublatis ubi-
que fpafmis, fine acri calore pro-
moveret, adeoque & omnium
faluberrimam tranfpirationem &
alias excretiones augeret ac refti-
tueret.* (a) Ma penfée fe trouve
dans celle de ce même Auteur,
qui s'explique ainfi fur les Narcotiques. *Equidem anodyna &
fedativa, videntur vacuationibus
adverfa. . . . illa ipfa etiam excretiones adjuvare debent. Nam
illa, dum fpafmos & dolores
demulcent & fiftunt, claufos mea-
tus aperiunt & hac ratione fu-
dorem non raro reftituunt.* (b) &c.
Le refte du paffage n'eft pas

(a) *Frideric. Hoffm.ix. ibid.* p. 412.

(b) *Ibid.* p. 411.

moins concluant, mais ce feroit , MONSIEUR , trop abufer de votre patience. Je m'en rapporte donc à vos lumieres & à votre decifion.

FIN.

TABLE
DES MATIERES.

A

O

TABLE

Q

R

S

S

DES MATIERES.

Fautes à corriger.

PAge 19 ligne 2 ſtades. *liſez* ſtaſes.
Page 202 ligne 8 urineux, *liſez* vineux.
Page 269 ligne 9 après guere , *ajoutez* que.
Page 271 ligne 3 prouve. *liſez* procure.
Page 292 ligne 13 mixtares. *liſez* mixture.
Et de même ailleurs.

De l'Imprimerie de Louis-Denis Delatour,
Imprimeur de Son Alteſſe Sereniſſime
Madame la Duchesse.

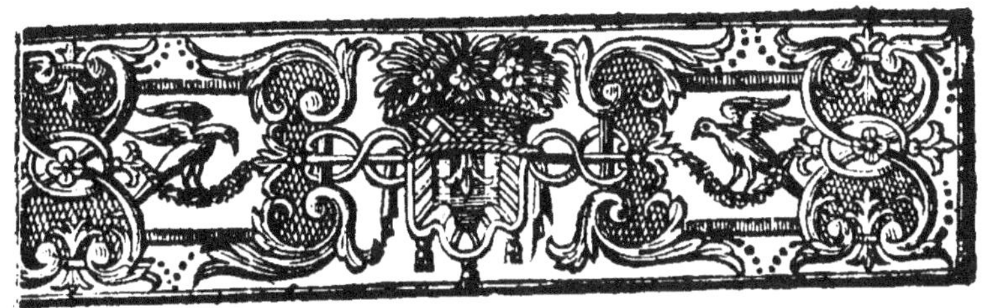

DE RUYSCHIANO
UTERI MUSCULO
AD D. D***
EPISTOLA.

IR CLARISSIME;

ERGO ad veſtras quoquè terrarum oras pervenit, quæ quidem per litterarum orbem latè volat, illuſtriſſimi Domini *Ruyſchii* celebrata fama, ſed quæ noviſſimis hiſce temporibus renovata eſt perutili invento *Muſculi uterini*, illius nempè, quem, quia uteri fundo ſitum detegendo reve-

a

lavit Anatomicorum princeps *Ruyf-*
chius , *Ruyfchianum Mufculum* no-
minarunt; revera enim ftupendæ illius fagacitatis fruétus & argumen-
tum eft, inventum fingulare , pro-
prius honor. At falivam tibi movet,
Vir Clariffime, inventi illius futura
faétaquè jam utilitas , tibi inquam
profpicienti, providenti vè quantum
inde lucis arti medendi venturum fit
in pofterùm, ad enodandas non paucas , circa partûs difficultates & dif-
crimina, ætiologias. Diù imprimis
cefpitarunt in deffiniendâ veteri, ne-
dùm elucidatâ, gravi tamen quæftio-
ne, de placentæ adhæfu poft editum
infantem; fcilicet, expediret nè placentam uteri fundo tunc adhæren-
tem digitis feparando, cogendoquè
avellere, nè morâ fuâ vitium capiat,
fatalem què utero inurat maculam.
Quantum periculi ab obftetricis fto-
liditate puerperæ hinc immineret ,

cuivis apertum aut palam eſt, quippe
quæſic miſerabiliter uterum illa dila-
cerare periclitatur; ſed eadem hæc ope-
ratio, unde tantum ab imperitâ aut
novitiâ ſi vis, obſtetrice metuen-
dum venit, diſcriminis vel periculi
expers nè penitus erit, utut ab erudi-
tâ & expertâ manu fuerit exercita?
Alteram ergo indigitat verè medentem manum feliciſſimus in in-
veniendo *Ruyſchius*, ſcilicet in fibris
uterini muſculi mechanicos digitos,
qui placentæ cum uteri fundo com-
miſſuras dexterè demoliendo ſed
rumpendo nihil, blandam illius ſe-
parationem movet, promovet vè.
Hîc ergo mirabere velim, Vir Clariſ-
ſime, Ruyſchiani inventi felicitatem,
nimirum ad naturæ medicatricis pa-
latum bene ſapientis! quemadmo-
dum enim ſuus univerſo corpori, vel
univerſæ illius œconomiæ animali
Medicus inquilinus præficitur, indi-

gena vè præfens & concreata Medicí-
na, fimiliter in utero medentem aut
obftetricantem *Ruyfchius* oftendit do-
mefticam artem, uterini nempè mufculi *mechanifmum*, qui infititiam uteri fundo placentam divellat, amo-
veat què.

Enim vero quia incaftraturæ genus
eft placentæ cum uteri fundo cor-
poratio, id eft compaginationis fpe-
cies aut infitionis, quâ emiffitii illius villi, emergentes vè tubulorum
radices, cum uteri cæcis vaforum of-
cillis copulando fe mutuò (*cotyledo-*
num more) committuntur & coalef-
cunt, expeditionis fit oportet modus
Ille labor, qui utrumque diffociet,
alternos refolvat nexus, & mutua re-
tinacula; Hicquè ille eft qui à partu
fuccedens efficit, ut enixum infantem placenta illicò fequatur. Sic
enim profperè cedet hujus exitus, fi
in curando recens-enixo non nimis

factâ morâ, illicò obstetricis docta
manus placentam dexterè trahendo,
molliter (*a*) ad descensum sollicita-
bit : adeo ut statim ab excluso infante
manum illicò in uterum hiscentem
adhuc, suiquè fundo amplè expan-
sum, ad placentam exporrigat ; tunc
temporis enim funiculi umbilicalis
ductu, placentam, quæ huic con-
tinua est, docilem solvi sentiet, se-
parari què facilem experietur, adju-
vante rem & absolvente musculi uterini mechanicâ contractione ; Ni forte (quod adhuc Ruyschii nostri ob-
servatio est) impedimento sit arcana
quædam *Spasmodica diathesis*.(*b*) Atta-
men si spretâ hâc diligenti curâ, re-
luctando obstinatiùs placenta revelli
recuset, utpote uteri fundo strictiùs
adhærens, vi & impetu avelli illam maximè cavebitur ; cumquè puerperæ

(a) *Ruysch. obs. an.97. adv. dec.* 2. *p.* 31. &c.
(b) *Adv. Dec.* 2. *pag.* 30.

damno perpetrari foleat id genus fa-
cinoris non infrequenter , tam exi-
tiali malo occurrendum docet *Ruyf-*
chiani mufculi inventum. Hujus ergo.
potentiæ aut *fyftalticæ* vi , totum certò tutòque futuræ expulfionis negotium , feu naturæ labori , committi
confulit confidenter inventi Mufculi
Author(*a*)aliunde fpondendo periculi
venturum nihil ab ifthâc placentæ re-
morâ;vaccarum addit exemplum,qui-
bus,inquit,mali nihil contingere *audi-*
mus à ruricolis & veterinariis,ex retentis
fecundinis vitulinis , non obftante 40.
50. *imo* 60. *placentarum mole , qua-*
rum nonnullæ in totum placentæ corporis
humani proportionatæ obfervantur. (*b*)
Igitur de illorum anatomes inven-
torum numero non eft Mufculi Ruyfchiani revelatio , quæ theoriam artis
lucupletando , ditant minus opera ar-

(a) *Ruyfch. adv. Dec.* 2. *pag.*30.
(b) *Ruyfch. Tract. Anat. de Mufcul. in fundo*
uteri pag. 16.

tificis aut adjuvant nihil, imo purio-
ribus curatricis Medicinæ legibus ac-
cinendo inventum ifthuc patefacit,
digeftionis, fermè dixerim *coctionis*
opus effe totum morantis in utero
placentæ negotium. Enim verò quanto minùs revelli fe fecundinæ pa-
tiuntur, tanto magis expectando cu-
rari amant. Ejufmodi Medicinæ mentem aperit aut rationem, uteri pan-
dentis fe fub imprægnatione, & uterini vel Ruyfchiani Mufculi fub partu fe contrahentis *Mechanifmus* : fub
priori intuitu confpicitur difcapedi-
nando fenfim, immensè quantum !
elongari breves uteri fibras, tamquè
latè, ut capacitatem uteri, quæ in
virginibus vix ulla aut aliquapiam
eft, ad pedum menfuram in prægnan-
tibus efforment. Interea quantum la-
titudinis capit uteri apex vel fundus,
tantum longitudinis fibi faciunt uterini ceu Ruyfchiani Mufculi, (quæ

vix ullæ videbantur) fibræ; hæquè
dùm se producunt, appressa uteri fundo placenta, Ruyschiano Musculò,
totâ quâ valet mole, quâque patet
superficie totâ, illic applicita est. Quor-
sum autem omnis hic potentiarum
apparatus ? Duas quippe comparatas
hic habes ad agendum potentias, uteri
nempe & Ruyschiani Musculi fibrarum, utrobiquè ideo tensarum, ut
duplicis aut geminati elateris virtute,
quæ oneri sibi erunt & maturuerint,
extrudat natura; infantem intellige,
& illius appendices secundinas; utraque enim uno ictu aut impetu uno
expellere potis est, si ex æquo pro-
pellenti vi obsequibilia utraque se
præstant. At quâlibet ex causâ, ex-
pulso infante, uteri fundo hærens
placenta restitat? Tunc insumpta in
infantis expulsu tota uteri potentia,
ad placentæ expulsionem (quippè quæ
præterita) inutilis fit & frustranea.

Atqui hæc præcipua vis eft, eòquè major, quò diftans magis punctum illud erat unde extendendo fe receſſerunt fibræ. Hæc autem finito fuo impetu, alteram, quæ Ruyfchiani Muſculi fibrarum eft, folam deſerit, quæ tamen eò minor eft, quò viciniora funt diftantiarum quas exporrigendo fe fibræ percurrerunt, puncta. Igitur quæ brevi temporis articulo facta fuiſſet & fimultanea cum infante fecundinarum expulfio durante uteri fibrarum actione, finitâ hâc reſes illa fit, adeo ut quanto celerior fuiſſet & expeditior placentæ exitus concurrente uteri potentiâ quæ major eft, tanto tardior erit & ignavior, uni, quæ minor eft, Muſculi uterini potentiæ derelictus. Revera tunc accelerandam manu jubent placentæ feparationem, fed præproperi & molè fani iftius aufi pericula admonet obftetricantium magifter *Ruyfchius*, edo-

cens in uterino Mufculo pofitam effe
placentæ expulfionem , quæ interea
in tantum certa fiet & fecura , in
quantum obftetricantis petulanti manu aut præcipitantiâ , interturbata illa
non fuerit ; imo fi crimen ifthuc aufa
fuerit obftetrix , piabit puerpera mille malorum aut torminum generibus
cruciata , quæ exitialis *erethifmi* & in-
flammationis confectaria erunt & ef-
fectus. Placentæ enim cum utero co-
pulatio , quia infitionis genus eft à
fuis radicibus uteri fundo implanta-
tis factæ , evolationis opus fit oportet non avulfionis placentæ feparatio , quæ ubi femel eluferit uteri fibrarum actionem, tempori demolien-
da venit. Hæcquè eft expectandi fcien-
tia quam commendat fapienter , ad
artis nempe & naturæ mentem, Ruyfchius nofter , fimul injungendo con-
feftim committendam lecto recens-
enixam , emollientibus fomentis &

unguinibus interea curandam.

Inventi enim in uterino Mufculo Ruyfchiani laus & pretium eft, Vir Clariffime, quòd obftetricandi arti det leges & regulas, hafquè à medendi methodo defumptas; adeò verum eft cum Chirugicis operibus Medicinæ confortium vel Dominium! tantum Chirurgiæ manuariæ imperat, hancquè regit Medicus, qui Chirurgiæ mens & oculus eft. Retegit ergo adhuc Ruyfchianum recens inventum, ad partum quoquè aut partûs morbos fpectare *folidorum* doctrinam: hanc enim in fibris uterini Mufculi revelat nobis oculatiffimus Ruyfchius, admonendo quam multa quoquè bona obftetricandi fcientiæ expectanda veniunt à *folidorum* vi, feu ,fibrarum Mufcularium energiâ. Sed fuas adhuc *Ruyfchio* debet Medicina gratiarum actiones maximas, à quo (nempe ab uterino Mufculo)

difcit , in fibrarum *tono* fitam effe me-
lioris Medicinæ fpem & felicitatem.
Iterum , non obfcurè docet quantam
fanguis partem fæpe habet in uteri
& partûs morbis, quorum rationes
& ætiologiæ, cum à fibrarum Mufculorum ftatu aut *diathefi* primitùs
dependeant , innuunt fanguini tunc
fuam deberi Medicinam , cum à fanguine veniant multæ partûs & uteri
difficultates & gravia pericula. Ute-
rus quippe ipfe, quantus eft , Muf-
cularis merè compago comperitur ,
cui fi (quod Ruyfchio uni debemus)
uterinum Mufculum addas , totum
graviditatis & partûs negotium à
Mufculari *diathefi* pendere intelligitur , & confequenter à fanguine aut
circulatione illius tam certò , quàm
certum eft à fanguinis motu adjuva-
ri Mufculorum motus aut perfici ,
proindequè à fanguinis *congeftionibus* ,
ftagnatione & *ftafibus* committi non

infrequenter Mufcularium partium morbos. Inconfeffo enim eft à cumulato, ftagnante què fanguine fieri *paralyfes* non paucas, (ab impedito nimirum ad cor fanguinis regreffu) quas incantamenti inftar curat phlebotomia. Sed ut ad uteri res redeat hic fermo nofter, quem medentium pluries non fuafit ufus, à celebratâ fanguinis miffione, etiam è brachio, reftitutum fuiffe menfium naturale profluvium ? Quodquè propriùs ad præfens negotium attinet aut propofitum, ipfis obftetricantibus mulierculis in ufu vulgare eft, ipfo in partûs primo limine fanguinem è brachio parturientibus mitti jubere, potiffimùm in iis quæ plethoricæ naturâ funt, maximè fi extra imprægnationis tempora uberioribus menfium profluviis prolui confueverànt. Tali quippè providentiâ feliciùs cedere partum, partûs què appendices aut confectaria ufu fuo didicerunt.

Pofthac ancepfnè fuerit vel ambiguum maximæ neceffitatis effe debere & præfentis auxilii venæ fectionem in reftitantis placentæ morbis, cujus nempe feparationem & egreffum à fanguine miffo tàm benè expectabis, quàm ab eodem menfium *fecretionem?* Imò meliùs: cum enim *phlogofis* moratæ placentæ comes fit affidua, hancquè reprimat fanguinis miffio, hâc inftitutâ folvi neceffe fit nexus, feu laxari *ftrictum*, à quo intra uteri textum arctiùs ftringuntur, qui placentæ cum utero copulam faciunt, vafculorum villi.

Hic enim, Vir Clariffime, recognofcere datur rationem omnem & *Mechanifmum* artis illius quâ elaboratur placentæ feparatio, & ob quam, utpote cum maturationis genus fit vel coctionis, à tempore (ut admonet fapienter Ruyfchius nofter) ex-

pectare illam convenit patienter; id
autem duplici de causa. 1°. Quia in
tantum minor est Musculi uterini
separationem illam molientis potentia, ad uteri potentiam quæ infantem
expulit, comparata, inquantum fibrarum longitudinis distantia minor
facta fuit in Musculo uterino, quàm
in totâ ipsiusmet uteri expansi com-
pagine; cum enim, in extensionis
negotio, ad rationes distantiarum se
habeant resilitionis potentiæ, iis in re-
bus quæ (elatere integro remanente)
extendendo se exporrexerunt, longè
minor esse debet Musculi uterini
quam ipsius uteri fibrarum potentia,
2°. Quando quidem uteri cum pla-
centâ nexus, placentæ vasculorum
intra cæcos uteri poros implicatio sit
aut impeditio, tempus accedat ne-
cesse est, quo, aut quasi suppurando
deterantur, aut obliterentur arescen-
do illi vasculorum villi; ut enim ra-

dices funt quibus placenta utero an-
nectitur , his arefactis, aut fuo de-
fraudatis fucco , excidere placentam
præcipitemquè fieri neceffum fit.
Quod autem arefcant neceffariò placentæ radices , infimulquè flaccef-
cendo excidat placenta, fic intelliges.
Rupto umbilicali funiculo, ficquè
intra placentam interrupto & *concen-*
trato fuccorum omni commeatu ,
hinc horum congeftionem *ftafim*què
intra placentæ finum fuccedere oportet , horumquè pondere aut mole
depreffa placenta ad præcipitationem
ultronea inclinat ; illinc obftructo
fuccorum à matre commeantium
fonte (in quantum contrahendo fe
uterini mufculi fibræ uteri fibras ap-
primunt illiufquè denfant textum)
intra uteri poros intercipiuntur placentæ radices , & contabefcunt. Por-
ro quomodo ab uteri fundo fe ex-
pediat aut extricet fe placenta ex his
omnibus

omnibus satis intelligitur, & quâ ratione ad suppurationem spectat isthæc separatio, inde concipitur. Rupto umbilicali funiculo intercipitur intra placentam sanguinis circulatio; stagnant ergo succi, mollescentesquè carnes placentæ flaccescunt, & putrent aliquatenus : igitur quia fieri hoc opus est ad placentæ detrusionem, planum fit temporis & digestionis opus illam esse magis quam medicamentorum aut manûs. Vides, Vir Clarissime, quantum utilitatis habeat uterini musculi inventum, insuper quantum habeat rationis & sapientiæ celeberrimi Ruyschii consilium, in committendo hærentem à partu placentam tempori & Medici consiliis maturandam. Audiendo ergo *Ruyschium* noveras, Vir Clarissime, ut principem Anatomicorum meritissimum, sed hinc eumdem simul sapientissimum medendi magis-

trum esse tecum discet, narrabitquè
sera posteritas. Vale Vir Clarissime
& me ama.

HECQUET Med. Par.

et. Paris. 26. *Octob.* 1726.

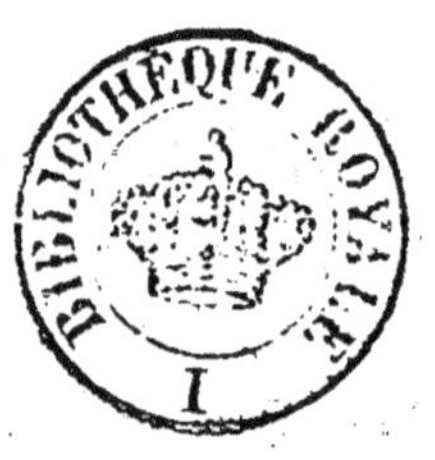

APPROBATIO

Regii Censoris.

HAnc Epistolam legi & probavi. Da-
tum Lutetiæ Parisiorum die 13^a.
Novembris, ann. 1726.

BURETTE